CONTRIBUTION A L'ÉTUDE

DE LA

GASTRO-ENTÉROSTOMIE

(Technique du P' Delbet)

PAR

Le Dʳ Gaston CHAILLOT

DE LA FACULTÉ DE MÉDECINE DE PARIS

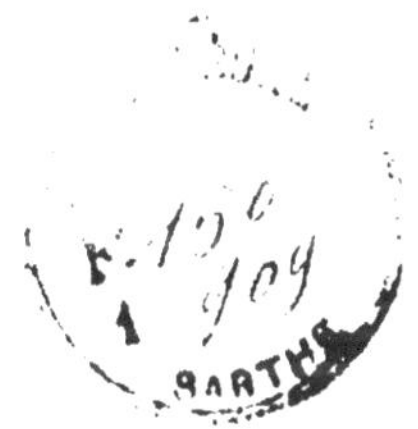

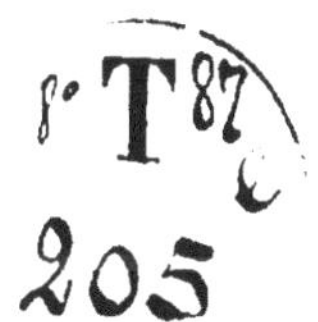

PARIS

G. STEINHEIL, ÉDITEUR

2, RUE CASIMIR-DELAVIGNE, 2

—

1909

CONTRIBUTION A L'ÉTUDE

DE LA

GASTRO-ENTÉROSTOMIE

(Technique du Pr Delbet)

PAR

Le Dr Gaston CHAILLOT

DE LA FACULTÉ DE MÉDECINE DE PARIS

PARIS

G. STEINHEIL, ÉDITEUR

2, RUE CASIMIR-DELAVIGNE, 2

1909

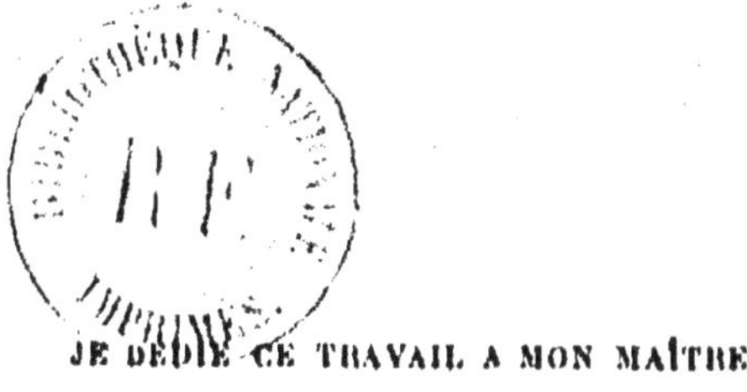

JE DÉDIE CE TRAVAIL A MON MAÎTRE

M. LE PROFESSEUR PIERRE DELBET

PROFESSEUR DE CLINIQUE CHIRURGICALE
A LA FACULTÉ DE MÉDECINE DE PARIS
CHIRURGIEN DE L'HÔPITAL NECKER
CHEVALIER DE LA LÉGION D'HONNEUR

Son enseignement est celui qui m'a été le plus profitable. Je garde le meilleur souvenir de ses belles leçons que j'ai pu suivre à Laënnec et que je suis revenu entendre à la fin de mes études à Necker, et je le prie d'accepter comme témoignage de ma reconnaissance, l'hommage de cette thèse qu'il m'a inspirée et qu'il me fait l'honneur de présider.

AVANT PROPOS

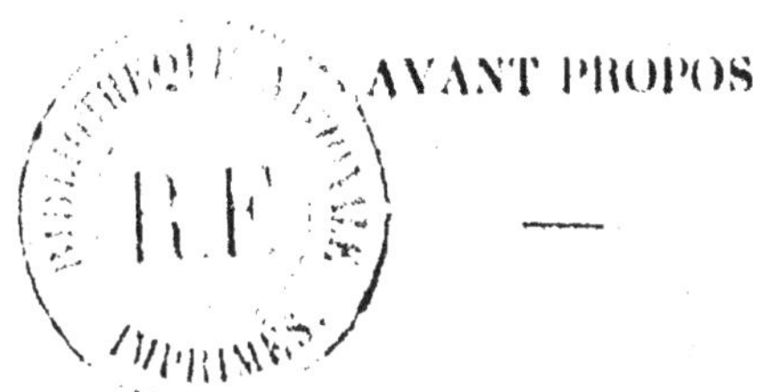

Ayant eu l'occasion d'assister à plusieurs opérations de gastro-entérostomie faites par M. le Pr Delbet, j'ai été frappé par un point de technique spécial de sa pratique, la suture de la brèche mésocolique au jéjunun. M. le Pr Delbet emploie cette technique depuis déjà deux ans. Sur ses conseils, j'ai recherché tous les malades qu'il avait ainsi opérés. L'exposé de cette technique nouvelle, la discussion des observations opératoires et cliniques, font l'objet du travail que je présente aujourd'hui comme thèse inaugurale.

Dans un rapide aperçu historique, j'énumérerai sommairement les divers procédés qui ont été employés dans la technique de la gastro-entérostomie, et j'en ferai la critique. Puis j'exposerai ensuite la technique de mon maître le Pr Delbet, en insistant sur certains détails opératoires et en particulier sur les avantages de la suture jéjuno-mésocolique. Enfin j'étudierai les suites opératoires et les résultats des interventions pratiquées d'après cette technique.

HISTORIQUE

La première opération de gastro-entérostomie fut pratiquée à Vienne le 28 septembre 1881, par Wölfler. D'après ce chirurgien lui-même, d'après Albert et d'après Terrier et Hartmann qui l'on écrit en France les premiers, ce serait le P' Nicoladoni qui en aurait suggéré l'idée à Wölfler. Cet opérateur venait de faire une laparotomie exploratrice pour cancer de l'estomac, et, ne pouvant enlever la tumeur à cause de son étendue et de ses adhérences, se disposait à refermer le ventre, lorsque Nicoladoni, présent à l'opération, demanda si l'on ne pouvait pour rétablir le cours des aliments, interrompu par la sténose pylorique, anastomoser l'intestin et l'estomac. C'est ce que fit Wölfler qui imagina séance tenante le procédé qui porte son nom, opération de Wölfler ou gastro-entérostomie antérieure. Les suites opératoires furent satisfaisantes ; le malade n'eut pas de fièvre et depuis le jour de l'intervention, il se trouva mieux. Les vomissements disparurent et l'opéré put de jour en jour prendre une quantité toujours plus grande de liquide, au bout de 8 jours même, il ingérait sans inconvénients quelques aliments solides. La plaie de la paroi abdominale guérit par première intention. Au bout de la quatrième semaine qui suivit l'opération, le malade eut quotidiennement des selles solides et de coloration brune.

Cinq jours après cette première opération de gastro-entérostomie, Billroth, dont Wölfler était l'assistant, refit la même intervention pour un carcinome inextirpable du pyloro mais il fut moins heureux que son élève et perdit son malade au dixième jour, celui-ci ayant présenté dès le lendemain de l'opération des vomissements bilieux persistants. A l'autopsie on nota que la cause de ces vomissements était un éperon produit par le rapprochement des deux parties de l'anse intestinale.

D'après Monprofit, à l'important travail duquel nous faisons de nombreux emprunts dans cet historique, la troisième gastro-entérostomie fut celle pratiquée par Lücke à Strasbourg, le 25 mai 1882, opération rapportée par Fischer. Il s'agissait d'un cancer du pyloro. La malade âgée de 32 ans guérit. Le 37e jour, elle quittait l'hôpital, revenait deux mois après l'intervention en assez bon état, ne vomissant plus, ayant gagné du poids.

Deux autres opérations analogues et suivant le même procédé, furent encore pratiquées cette année ; celle de Lauenstein, mentionnée par Terrier et Hartmann et celle de Kocher (5 juin 1882). Ces deux tentatives furent malheureuses.

En 1883, Rydigier publia sa première observation de gastro-entérostomie ; n'ayant pas eu connaissance du fait publié par Fischer, cas de Lücke, il crut qu'elle était la cinquième, bien qu'elle fut en réalité la sixième. Cette même année Courvoisier fit connaître une méthode opératoire nouvelle, ingénieuse, appelée aujourd'hui gastro-entérostomie rétrocolique et que von Hacher, deux ans plus tard, en 1885, devait parfaitement régler. Dans le cas de Courvoisier, il y eut mort 12 jours après l'opération par péritonite.

En 1884, Rydigier fit trois nouvelles opérations suivies toutes de succès. Ces observations ont été publiées par Wilhelm dans sa thèse. La même année, le professeur Socin (de Bâle), faisait avec succès une gastro-entérostomie par le procédé de Wölfler, chez une malade ayant déjà subi huit mois et demi auparavant la pylorectomie. Toujours cette même année, eut lieu en Amérique, la première opération de ce genre ; elle fut pratiquée par Hausohoff (procédé de Wölfler, mort par choc 8 heures après l'intervention.

Nous avons relaté ces douze premières observations; par la suite les opérations de gastro-entérostomies se sont multipliées et nous ne pouvons énumérer les cas publiés. Disons seulement qu'en 1885, von Hacher décrivit le procédé qui porte son nom : la gastro-entérostomie postérieure. En 1886, Morse publia en Angleterre le premier cas connu pour ce pays. En 1887, C. Rochwitz relate en un important mémoire tous les cas opérés à cette époque et ceux du professeur Lücke de Strasbourg. Cette même année, d'après Mattoli, Novaro aurait exécuté en Italie la première gastro-entérostomie.

C'est en 1887, le 30 octobre, et non en 1889 comme l'écrit par erreur Monprofit, que S. Pozzi pratiqua en France la première gastro-entérostomie. L'opération ne donna pas de résultat parce qu'elle fut faite *in extremis* pour un cancer de l'estomac. Il est vrai que le Pr Pozzi ne communiqua cette observation à la Société de Chirurgie, que le 17 juillet 1889, à la suite d'un rapport fait le 10 juillet par M. Monod à cette Société, au sujet de deux cas de gastro-entérostomie présentés par Roux (de Lausanne). A la fin de son consciencieux rapport, M. Monod ne semblait guère encourager les essais analogues, puisqu'il concluait : « Bien rares aussi seront, à mon avis, les cas où la gastro-entérostomie pourra et devra être entreprise ».

Ne pouvant plus suivre l'ordre chronologique pour faire l'historique de la gastro-entérostomie, nous allons exposer les divers procédés inventés pour pratiquer cette opération et les principales variantes apportées dans le détail de la technique de ces procédés par les nombreux chirurgiens qui se sont occupés de cette question.

Le premier procédé en date et le plus simple est celui de Wölfler, qu'on peut encore appeler gastro-entérostomie antérieure ou antécôlique prégastrique. Pour pratiquer cette opération, on va chercher l'anse grêle qui suit le repli duodéno-jéjunal et on l'abouche à la face antérieure de l'estomac en la faisant passer au devant du côlon. L'incision de l'estomac est faite à un travers de doigt au-dessus de la grande courbure sur une étendue de 5 cent., celle de l'intestin est faite sur le bord convexe et sur la même longueur.

Les principaux inconvénients de cette méthode par ailleurs très simple et très facile à exécuter, sont de ne pas placer la bouche stomacale en un point constamment déclive, d'exposer à la compression du côlon transverse par l'anse anastomotique et d'amener souvent la formation d'un éperon au niveau de l'orifice, s'opposant à son bon fonctionnement. Aussi Lauenstein en 1896, puis Hartmann l'année suivante, ont conseillé pour éviter toute coudure de l'anse jéjunale, de prendre une longueur suffisante (50 à 60 cent.) pour l'anse afférente et de fixer l'anse efférente à l'estomac sur une étendue d'environ 5 cent. S'il n'est pas possible de prendre ces deux précautions, Hartmann conseille alors de compléter la gastro-entérostomie de Wölfler par une entéro-anastomose complémentaire à la manière de Lauenstein-Braun.

Doyen en 1895, a décrit une gastro-entérostomie antérieure avec retro-fixation de l'épiploon et colopexie antérieure. mais ce procédé n'a guère été employé.

Bagozzi en 1896 a modifié cette technique de Doyen en proposant la colopexie postérieure au lieu de l'antérieure, et la résection de l'épiploon (omentopexie) au lieu de la rétro-fixation. Mais ces dernières variantes nous semblent faire perdre à la méthode de Wölfler son principal mérite qui est sa grande rapidité d'exécution.

Nous ne ferons que citer le procédé indiqué par Poucel (1896) et employé seulement par Hall; il consiste à faire une gastro-entérostomie antécolique rétrogastrique.

Si au lieu de faire passer l'anse jéjunale en avant du côlon transverse, on l'amène en arrière de celui-ci pour lui faire aborder la face antérieure de l'estomac au travers d'une brèche faite dans l'épiploon gastro colique, on se sert alors du procédé préconisé par Brenner (1892), modifié en 1895 par Haasler. Cette méthode qu'on peut appeler gastro-entérostomie antérieure rétro colique, n'est plus employée : elle permet d'éviter la compression du côlon par le mésentère de l'anse jéjunale, mais elle a l'inconvénient d'occasionner la section d'un certain nombre de vaisseaux et d'exposer à la gangrène du côlon.

La gastro-entérostomie postérieure a été employée dès 1883 par Courvoisier, mais von Hacher en 1885, modifiait le procédé et en donnait un manuel opératoire clair et net. Au procédé de Courvoisier, pour le distinguer, on a donné le nom de gastro-entérostomie postérieure trans-épiploïque et trans-mésocolique, ou encore gastro-entérostomie rétrocolique supéro-postérieure (Monprofit), tandis qu'on a réservé à celui de von Hacher le terme de gastro-entérostomie postérieure trans-mésocolique ou encore gastro-entérostomie retro-colique infero postérieure (Monprofit). Comme son nom l'indique, le mode opératoire décrit par Courvoisier consiste à aller chercher par deux trous successifs faits le premier au repli gastro colique, le deuxième au mésocôlon transverse la première anse jéjunale et à l'amener au contact de la face postérieure de l'estomac. Cette méthode employée en France par Terrier et aussi par Tuffier est de nos jours complètement abandonnée et on lui préfère celle de von Hacker. Dans ce procédé on relève l'épiploon et le côlon transverse, on fait au mésocôlon une incision de bas en haut parallèle à la direction des vaisseaux ; par cette incision qui conduit dans l'arrière cavité des épiploons, on attire la face postérieure de l'estomac, on fixe ce dernier par quelques points de suture au bord du trou fait au mésocôlon, et l'on établit l'anastomose entre le point de la face postérieure de l'estomac attiré et la première anse jéjunale, à 10 ou 15 cent. de l'angle duodéno-jéjunal.

Ce procédé qui est celui que nous préconisons et que nous croyons avoir été amélioré par les modifications qu'y a apportées M. le Pr Delbet, modifications que nous exposerons plus loin, a déjà, tel qu'il est, l'avantage comparativement au procédé de Wölfler, d'éviter le long trajet fait par l'anse anastomotique. Les chances de reflux dans le bout supérieur sont donc diminuées et la compression du côlon transverse est évitée; enfin les contractions des deux organes se font dans le même sens.

Le P* Pozzi en 1889, a proposé de fixer l'intestin en amont de la bouche stomacale comme Lauenstein l'a préconisé ensuite pour la gastro-entérostomie antérieure. Czerny exécute systématiquement la gastro-entérostomie postérieure avec le bouton de Murphy dont nous parlerons plus loin.

Pétersen, le premier, a insisté sur ce fait que dans les conditions normales la grande courbure de l'estomac est située sur un plan inférieur à l'angle duodéno-jéjunal et que de plus, le jéjunum est toujours rétro-stomacal dans sa première partie, enfin que son origine à l'angle duodéno-jéjunal est toujours située sensiblement en regard de la petite courbure de l'estomac, aussi en conclut-il à la nécessité de laisser le jéjunum dans sa position physiologique et il fait son anastomose au point du jéjunum situé exactement au niveau de la partie la plus basse de la grande courbure, point qui répond d'après ses mensurations à une distance de l'angle duodéno-jéjunal variant de 3 à 10 cent. Pétersen ne fait donc aucune suspension, la jugeant inutile, et il anastomose au bouton de Murphy. Pouchet de Lyon, en 1902, au congrès de chirurgie, s'est fait l'éloquent défenseur de cette méthode.

Cependant les chances de circulus viciosus n'étant pas

entièrement écartées dans ce procédé, l'anse n'étant pas fixée et Petersen lui-même ayant eu trois cas d'incarcération, Ricard et Chévrier ont présenté en 1905, une modification du mode opératoire de Petersen, modification qui consiste en la suspension verticale de l'anse afférente. Cette variante a d'abord le grand avantage d'empêcher toute erreur de quelque nature qu'elle soit dans l'établissement de l'anastomose; cela tient à la fixité des points de repère : petite courbure d'une part, angle duodéno-jéjunal d'autre part, au niveau desquels va s'amorcer, pour ainsi dire la suture qui, à partir de la petite courbure suivra une direction verticale jusqu'à la grande. Aucune erreur n'est possible dans l'orientation de l'anse, on va chercher comme le dit Ricard ce qui tient du côté de l'intestin, c'est-à-dire l'angle duodéno-jéjunal; ce qui tient de la face postérieure de l'estomac c'est-à-dire la petite courbure et son voisinage. Que va-t-il se passer après l'anastomose, les organes étant remis dans leur situation normale. Estomac et jéjunum seront accolés dans le sens antéro-postérieur depuis l'angle duodéno-jéjunal, c'est-à-dire depuis la racine du mésocôlon transverse, jusqu'à la grande courbure, jusqu'à l'anastomose.

Nous pouvons donc résumer ainsi le procédé de Ricard et Chévrier : les premiers temps sont ceux de von Hacker : incision de la paroi abdominale, effondrement du mésocôlon transverse, mise en position du duodénum avant la suture par la brèche mésocolique. On attire le plus qu'on peut et lentement la face postérieure de l'estomac jusqu'au voisinage de la petite courbure. L'estomac ainsi amené est confié à l'aide. On recherche l'anse jéjunale faisant suite à l'angle duodéno-jéjunal. Prenant l'intestin, l'opérateur le présente à la face postérieure de l'estomac que maintient l'aide, de manière à accoler verticalement estomac et intestin en rapprochant les parties qui tiennent comme il est dit plus haut. Le contact est maintenu par des pinces. Après cela on procède à la suture et à la création de la bouche anastomotique : surjet séro-séreux postérieur en commençant par en bas, au voisinage de la petite courbure et en finissant à la grande ; incision de l'intestin qui ne portera que sur la moitié supérieure de la portion d'intestin fixée ; incision de l'estomac, faite en regard de l'incision intestinale, c'est-à-dire près de la grande courbure. Sutures muco-muqueuse antérieure et postérieure par un surjet, surjet séro-séreux antérieur, enfin fixation à l'estomac de la brèche mésocolique par deux ou trois points de suture au catgut. Il ne reste plus qu'à réduire les viscères dans l'abdomen, et à suturer la paroi.

Dans les diverses méthodes dont nous venons de parler, on anastomosait l'intestin à l'estomac en faisant un simple abouchement latéral. Si au contraire, on suture l'intestin à l'estomac, en l'implantant directement sur cet organe après section du jéjunum, on a la gastro-entérostomie par implantation qui est dite simple, quand on se contente d'obturer le bout non anastomosé et en Y, ou encore par implantation double, quand on complète par l'implantation du bout supérieur dans le jéjunum. L'implantation simple n'a été employée, croyons-nous, que sur les animaux, soit par Hendel, soit par Chlumsky. Aussi ne parlerons-nous pas plus longtemps de cette manière de faire.

La gastro-entérostomie par implantation double, ou gastro-entérostomie en Y, peut se faire en avant de l'estomac. C'est le procédé de Wölfler et de Madyll, procédé qui a été employé par Rotgans, le Dr Quénu, et surtout par Monprofit, mais il semble abandonné de nos jours. Pratiquée en arrière du côlon, c'est la gastro-entérostomie rétro-colique postérieure en Y ou procédé de Roux. C'est en effet le chirurgien de Lausanne qui l'a utilisé le premier, le 21 juin 1892, et qui en a fait le sujet d'un important mémoire, paru en 1897.

C'est Delagénière qui a le premier exécuté cette opération en France, en mars 1897. Son opéré ayant succombé, le premier succès indiscutable serait celui obtenu par Monprofit, le 3 mars 1898. Depuis cette époque, les opérations faites suivant ce mode opératoire furent très nombreuses. On peut ainsi résumer rapidement la méthode de Roux : Relèvement du côlon transverse, effondrement large de son méso ; la paroi postérieure de l'estomac dans la région prépylorique est amenée au voisinage du trou du mésocôlon, et maintenue à cet orifice. On reconnaît ensuite l'origine du jéjunum qui est sectionné entre deux pinces à 20 centimètres de l'angle duo-deno-jéjunal. Le bout supérieur avec sa pince est mis de côté : le bout inférieur est approché de l'estomac et suturé à ce dernier en commençant la suture par le bord postérieur. La suture séro-séreuse postérieure faite, on incise sur une longueur convenable la paroi stomacale et l'on procède à la suture de tout le pourtour des muqueuses. Le mésocôlon est fixé autour de la bouche par des points au catgut. Cela fait on implante le bout supérieur du jéjunum dans l'intestin, au niveau de son bord libre. On fait encore en ce point deux plans de sutures.

Postempski a modifié cette technique en employant le bouton de Murphy.

Le procédé en Y de Roux est une des meilleures méthodes de gastro-entérostomie. Avec lui on n'observe jamais le reflux de la bile dans l'estomac. De plus, il assure un parfait écoulement dans l'intestin, du contenu stomacal qui ne peut dévier et refluer du côté du duodénum. La seule objection qu'on puisse lui faire est sa durée d'exécution et sa difficulté technique. Il ne faudrait pas y recourir dans les cas pressés ou très graves.

Le procédé en Y demande de nombreuses sutures, c'est un procédé moins sûr par cela même. Le temps nécessaire pour l'exécuter est long et nous lui préférons le simple abouchement latéral. La longueur de l'anesthésie, les manœuvres répétées sur l'intestin et l'estomac, sont certainement deux des principaux facteurs d'accidents opératoires graves chez des cachectiques. La gastro-entérostomie telle que nous allons la décrire est rapide et simple, le choc post-opératoire est réduit au minimum et elle devient applicable à des cas même peu favorables en raison de la faiblesse des malades.

Au lieu d'anastomoser l'estomac avec le jéjunum comme il était pratiqué dans tous les procédés dont nous venons de parler, on peut, ainsi que Jaboulay l'a proposé, anastomoser l'estomac au duodénum. Mais cette opération que Jaboulay, en 1892, a pratiqué le premier, semble-t-il, est le plus souvent impraticable en raison des adhérences de la région pylorique ; elle expose la bouche stomacale à l'envahissement rapide par le néoplasme voisin et enfin il faut, pour qu'on puisse appliquer cette méthode d'exception, que l'estomac présente une notable dilatation.

Il est encore des procédés exceptionnels de gastro-entérostomie basés sur l'utilisation du sphacèle limité en un point des parois stomacales et intestinales, sphacèle obtenu par la compression ou les caustiques. Tel est par exemple le procédé de Souligoux 1896, qui a pour caractéristique l'escharrification des parois intestinale et stomacale dans le point que l'on veut anastomoser par l'emploi d'une pince spéciale agissant par pression, et d'un caustique : un morceau de potasse. Chaput, J.-L. Faure, Doyen, ont décrit des procédés analogues. Nous ne dirons rien non plus des procédés de gastro-anastomose complexes, d'ailleurs à peu près abandonnés aujourd'hui et qui ont pour but de créer une sorte de valvule destinée à empêcher le reflux de la bile dans l'intestin (Procédé de Wölfler, procédé de Kocher 1897, procédé de Sonnenburg 1894, procédé de J.-L. Faure 1896, procédé de Chaput).

Nous avons déjà vu que certains auteurs remplaçaient dans l'anastomose de l'intestin et de l'estomac les sutures par des appareils de rapprochement, dont le plus généralement employé par les chirurgiens boutonnistes est le bouton de Murphy. C'est en 1892 que Murphy de Chicago a imaginé cet ingénieux appareil, qui depuis a été très souvent employé et a fait le sujet en Europe et surtout aux États-Unis, d'importants et nombreux travaux. Le grand avantage de ce bouton est la rapidité d'exécution de la gastro-entérostomie par son moyen. Son défaut est qu'il constitue un corps étranger dont l'élimination par les voies naturelles, n'a pas toujours lieu et peut amener des accidents graves. Le bouton anastomotique de Murphy se compose de deux parties : l'une est la pièce dite mâle, l'autre la pièce femelle, elles s'engagent l'une dans l'autre par pression simple et restent ainsi fixées, puisqu'on ne peut les séparer qu'en les dévissant. Nous ne décrirons pas le mode opératoire suivi dans l'emploi du bouton de Murphy et autres boutons analogues ; disons que lorsque le bouton est en place, il se produit une nécrose des parois, limitée aux régions pressées l'une contre l'autre ; le bouton devient libre et est entraîné. Il est expulsé du troisième au dix-neuvième jour. Garbarini (1896), Doyen (1900), Garampazzi (1897), Chaput (1895), Jaboulay ont modifié ce bouton ou en ont présentés de plus ou moins ingénieux.

Enfin, certains auteurs, au lieu d'employer des appareils non résorbables en ont utilisé et décrit d'autres en substances plus ou moins résorbables, mais dont l'usage ne s'est pas répandu. Le premier en date et le meilleur était celui de Senn (1887), composé de plaques d'os décalcifié.

TECHNIQUE DU PROFESSEUR DELBET

———

Après incision médiane sus-ombilicale, on explore l'estomac et l'arrière-cavité des épiploons. La gastro-entérostomie étant décidée, on dispose une grande compresse sur la région xyphoïdienne du malade. On y étale le côlon transverse, qui est tenu bien déployé par un aide. Le grand épiploon est rejeté au-dessus, puis protégé ainsi que le côlon par une grande compresse. L'opérateur, à la sonde cannelée, déchire verticalement le mésocôlon transverse dans la région médiane avasculaire et sur une étendue suffisante. La brèche mésocolique partira de la partie antérieure à un centimètre en arrière de l'arcade de Riolan et arrivera jusqu'à un centimètre environ de l'insertion du mésocôlon sur la paroi.

Par en haut, l'aide refoule l'estomac de façon à ce qu'il fasse saillie par sa face postérieure à travers la brèche mésocolique, la région de la petite courbure devenant postérieure, celle de la grande courbure devenant antérieure.

Les clamps sont alors placés pour obtenir l'hémostase et la coprostase. L'opérateur place ensuite, le plus près possible du pylore, deux pinces tire-balles, l'une près de la petite courbure, l'autre près de la grande. Un aide les

prend aussitôt et exerce sur elles une légère traction qui
détermine la formation d'un pli gastrique légèrement oblique en haut et à droite.

On va à la recherche de la première anse jéjunale ; au
ras de l'angle duodéno-jéjunal, on place sur le jéjunum
une première pince tire-balles. Une deuxième est placée
plus bas, à une distance de la première égale à celle qui
sépare les deux pinces gastriques. Les pinces intestinales
sont placées sur le bord de l'intestin diamétralement
opposé au bord mésentérique.

On dispose alors transversalement dans l'angle formé
par l'anse jéjunale et la partie postérieure du mésocôlon
une compresse (compresse-billot), destinée à servir d'appui
dans l'exécution des sutures et à protéger le champ opératoire au cas d'effusion de liquides gastriques ou intesti-
naux.

Les quatre pinces tire-balles sont confiées à un aide, qui
tient dans sa main droite exactement parallèles et accolées
la pince de la grande courbure et la pince jéjunale inférieure ; dans la main gauche la pince de la petite courbure
et la pince jéjunale supérieure. L'aide veille à ce que les
pinces droites soient dans l'axe des pinces gauches et à
ce que le plan des anneaux soit exactement horizontal de
façon à éviter toute torsion des segments gastrique et intestinal qu'il présente à l'opérateur.

Ce dernier commence alors à l'extrémité droite (1) et
dans la profondeur du sillon qui sépare les deux plis gastrique et jéjunal, un surjet séro-séreux. Le chef court est
repéré par une pince à forcipressure. Le surjet, continu,

____

(1) Droite par rapport à l'opérateur.

sans points passés, est exécuté au moyen d'une aiguille de
Reverdin intestinale droite, avec un catgut n° 0. On conduit le surjet jusqu'à l'extrémité gauche du sillon inter-
jéjuno-gastrique et les chefs sont repérés après arrêt du
surjet (*surjet séro-séreux postérieur*).

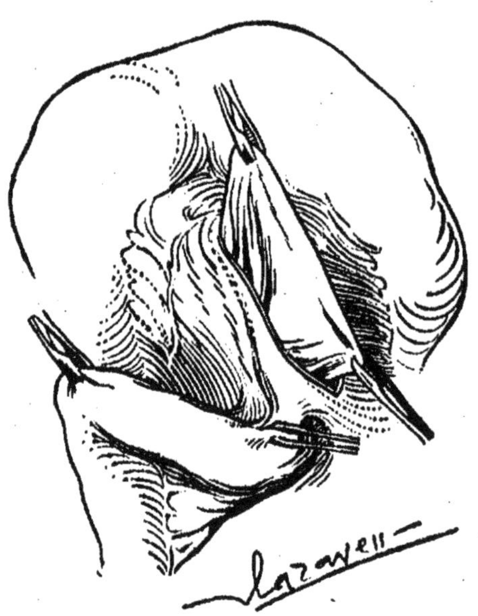

Fig. 1. — L'estomac est attiré à travers la brèche méso-colique et fixé au moyen
de pinces tire-balles. On délimite, au moyen de pinces tire-balles, le segment
jéjunal à suturer à l'estomac (1).

Au niveau du point culminant du pli gastrique et de
gauche à droite, l'opérateur incise au bistouri toute
l'épaisseur de la paroi stomacale. La muqueuse est souvent difficile à inciser, elle fuit sous le bistouri. On pourra
donc, dans le fond de la plaie séro-musculaire, la saisir au

(1) Je dois ces figures à l'obligeance de M. Caraven interne lauréat dans le
service de M. le Pr Delbet; je l'en remercie ainsi que des conseils qu'il a bien
voulu me donner pour l'exécution de ce travail.

moyen d'une pince à griffes ; on l'attirera, et sur le petit
cône ainsi formé on ponctionnera au bistouri. A travers
l'orifice ainsi créé, on introduit l'une des branches de
ciseaux droits ; d'un coup à gauche puis à droite, on pour-
suit l'incision jusqu'à huit millimètres environ de chaque
extrémité du surjet séro-séreux postérieur.

La manœuvre est répétée sur la ligne culminante du pli
intestinal. Chaque extrémité de l'incision gastrique est accolée à l'extrémité correspondante de l'incision jéjunale, par
une pince de Kocher ou mieux de Reverdin (1). C'est surtout
la pince gauche qui est importante ; elle permet à l'opéra-
rateur qui exerce sur elle une légère traction de sa main
gauche, d'accoler les deux lèvres postérieures rendues
rectilignes et exactement parallèles, ce qui facilite beaucoup *la suture totale postérieure* et dispense souvent de
l'emploi de la pince à disséquer.

On exécute cette suture en surjet avec la même aiguille
de Reverdin droite, en allant de droite à gauche. Le surjet
est à points passés (pour faire l'hémostase), et pratiqué
au moyen d'un fil de soie fin. Les chefs courts sont repérés
à chaque extrémité. L'aiguille charge au niveau de l'estomac et de l'intestin la paroi du viscère dans sa totalité. On
suture de même les deux lèvres antérieures (*surjet total
antérieur*) en nouant les chefs correspondants du surjet
total postérieur.

Malgré tout le soin apporté à cette suture, il est souvent
impossible d'éviter qu'entre les points du surjet il se fasse
un ectropion des muqueuses gastrique ou jéjunale. Même
la résection d'un petit bourrelet de muqueuse, faite avant

(1) La pince de Reverdin déchire beaucoup moins.

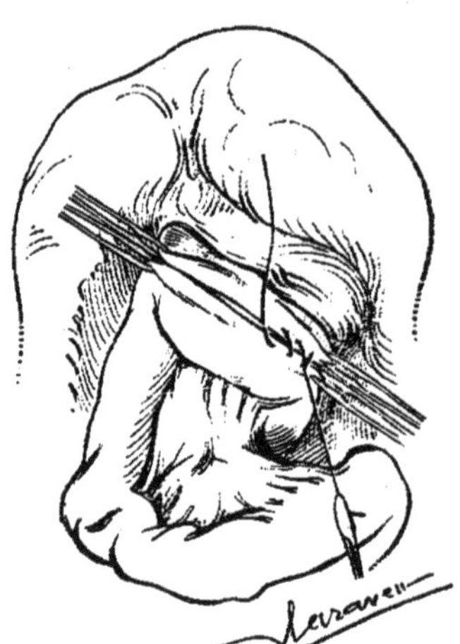

Fig. 2. — Estomac et jéjunum sont accolés. Suture séro-séreuse postérieure.

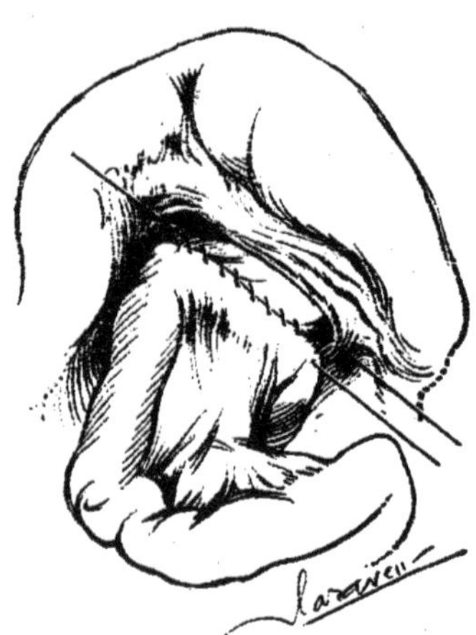

Fig. 3. — Surjet séro-séreux antérieur terminé le premier point de la suture méroculo jéjunale est en place.

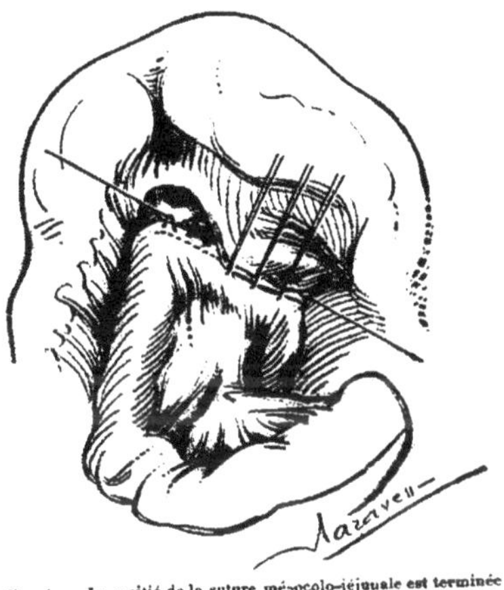

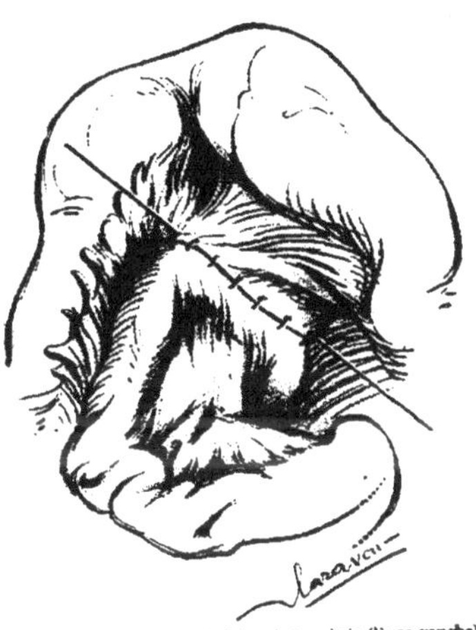

Fig. 4. — La moitié de la suture mésocolo-jéjunale est terminée (suture à points séparés). On aperçoit à travers la partie non suturée de la brèche mésocolique, l'extrémité du surjet séro-séreux antérieur.

Fig. 5. — Suture mésocolo-jéjunale terminée (lèvre gauche).

la suture, n'empêche pas toujours l'ectropion de se produire.

Les surjets totaux terminés, on met de côté pour ne plus s'en servir l'aiguille de Reverdin, les ciseaux droits, la pince à disséquer qui ont été contaminés par le contenu gastrique et intestinal. L'opérateur grâce à l'emploi de l'aiguille de Reverdin n'a touché à aucun moment le contenu intestinal. Seul l'aide s'est contaminé en manœuvrant le fil de soie. Il change de gants, et ainsi les mains des deux opérateurs restent aseptiques jusqu'à la fin de l'intervention.

On termine par un *surjet séro-séreux antérieur*, noué à chacune de ses extrémités avec les chefs courts du surjet sero-séreux postérieur.

On enlève les clamps et la compresse billot, puis on exécute la *suture de la brèche mésocolique au jéjunum*, ce qui constitue le point intéressant et original du procédé.

Cette suture s'exécute en deux temps. Dans un premier temps on suture la lèvre gauche de la brèche mésocolique à la face correspondante du jéjunum. Le premier point est placé sur l'angle duodéno-jéjunal lui-même. On exécute ainsi de droite à gauche et d'arrière en avant, une série de points séparés au catgut n° 0, en ayant soin de ne pas prendre dans la suture les vaisseaux mésocoliques parfois très rapprochés de la brèche à ce moment de l'opération.

La suture de la lèvre mésocolique droite au jéjunum n'est possible qu'après bascule de l'anastomose gastro-jéjunale. Pour cela l'aide prend le dernier point placé par l'opérateur entre l'extrémité antérieure de la brèche mésocolique et le jéjunum et l'attire à lui. L'anastomose bas-

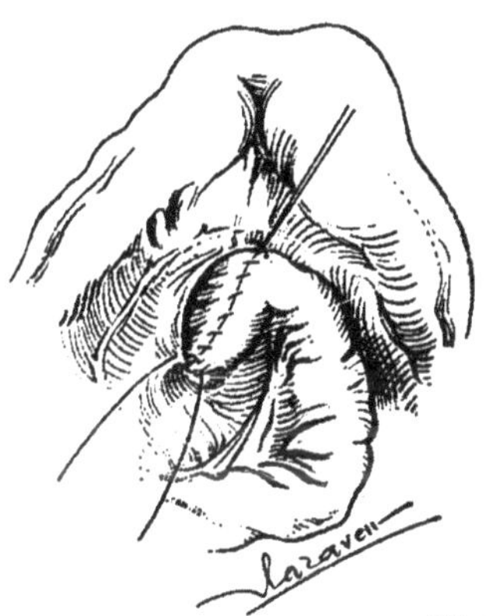

FIG. 6 — On aperçoit le surjet séro-séreux postérieur.
le premier point de la suture mésocolo-jéjunale est
en place (lèvre droite de la brèche mésocolique).

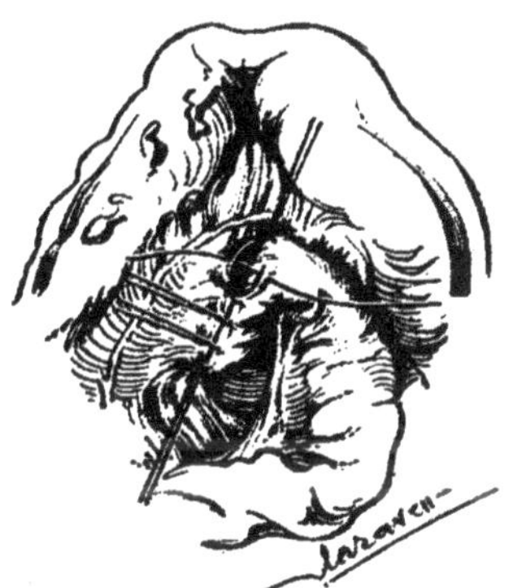

FIG. 7. — Suture mésocolo-jéjunale (lèvre droite de
la brèche mésocolique), presque terminée. C'est le
dernier temps de l'intervention.

cule de la droite du malade vers sa gauche. Ainsi l'aide présente à l'opérateur la face profonde de l'anastomose, c'est-à-dire un orifice constitué du côté de l'aide par la suture gastro-jéjunale, et du côté de l'opérateur par le bord droit de la brèche mésocolique. Au niveau du point le plus reculé de cette brèche, on passe un point de suture qui prend le jéjunum au niveau du point corres-pondant ; on continue d'arrière en avant, jusqu'à l'extré-mité antérieure de la brèche mésocolique, déjà suturée.

Le jéjunum est replacé dans la position qu'il avait avant la bascule. Puis le grand épiploon, le côlon transverse et son méso, sont réduits dans le ventre. La suture tourne autour d'un axe horizontal et transversal passant par la petite courbure et l'angle duodéno-jéjunal qui ne changent pas de position. L'extrémité de la suture qui correspond à la grande courbure se place au point déclive. Le jéju-num se trouve dans une situation identique à la situation normale.

La suture du mésocôlon au jéjunum a plusieurs avan-tages :

1° Comme la suture classique du mésocôlon à l'estomac elle évite l'occlusion intestinale par engagement d'une anse à travers la brèche mésocolique.

2° En outre elle constitue une *suture d'appui*, elle dimi-nue le tiraillement de la suture gastro-jéjunale par le poids de l'anse intestinale.

3° Enfin et surtout elle réalise une *véritable exclusion* de la bouche anastomotique par rapport à la grande cavité péritonéale ; les sutures sont placées dans l'arrière cavité des épiploons. S'il se développait des phénomènes inflam-

matoires après l'intervention, ceux-ci aboutiraient à la production d'une infection localisée et non à une infection de
la grande séreuse. Sur un des malades que nous avons
autopsié, nous avons pu constater à l'extrémité gauche du
surjet séro-séreux gastro-jéjunal, une petite concrétion
purulente enrobant le premier point du surjet. Cette concrétion était très nettement isolée de la grande cavité par
la suture du mésocôlon et du jéjunum.

4° La suture commence tout à fait à l'origine du jéjunum ; il n'y a pas d'orifice anormal entre le mésocôlon
transverse et l'anse afférente, comme dans certains procédés anciens. Les occlusions post-opératoires, du type
de celles étudiées par Rigollot-Simonnot dans sa thèse,
sont impossibles.

Un de nos sujets a présenté de l'occlusion duodénale
par pression de la racine du mésentère ; l'examen de la
pièce nous a révélé que la disposition de la suture et des
branches afférentes et efférentes n'était pour rien dans
la production de cet accident.

SUITES OPÉRATOIRES

La gastro-entérostomie par le procédé de notre maître, ayant été faite pour des affections dissemblables et, en second lieu, quand il s'agissait de cancers, soit isolée, soit combinée à une pylorectomie, nous avons à nous demander quelles sont les suites opératoires et quels sont les résultats dans ces trois catégories de cas.

1° *Pylorectomies suivies de gastro-entérostomie* (4 cas). —Dans ces quatre cas il s'est agi d'une pylorectomie typique. Dans un cas les lésions étant adhérentes au pancréas on a été obligé d'extirper un segment de la glande pancréatique (Obs. 2).

Les suites opératoires ont été parfaites dans trois cas et nous avons observé la guérison opératoire trois fois sur quatre.

Nous avons recherché ces trois malades; l'un est mort 13 mois après par récidive dans la cicatrice, les deux autres, tous deux revus 7 mois après l'opération, ont un état général satisfaisant.

2° *Gastro-entérostomies pour cancer.* — La gastro-entérostomie a été pratiquée dans six cas. Dans cinq cas il s'agissait d'un cancer du pylore, dans un cas d'un cancer du duodénum (Obs. VII). Dans deux cas on constatait

des généralisations soit au mésentère et à la première
portion du jéjunum (Obs. 7), soit à l'épiploon (Obs. 5)
L'opération se présentait donc dans ces cas comme particulièrement défavorable au point de vue de ses suites
immédiates. Dans certains cas le néoplasme gastrique lui-
même était tellement étendu que la bouche a porté néces-
sairement sur une région déjà envahie (Obs. 5) ou sus-
pecte et très friable (Obs 9). Néanmoins dans tous les cas
qui ont abouti à la guérison opératoire (Obs. 6, Obs. 5,
Obs. 7 et 10), les suites immédiates de l'opération ont été
des plus satisfaisantes et pour ainsi dire parfaites.

Dans deux cas (Obs. 9 et 8) chez des malades respective-
ment âgés de 63 et de 54 ans, il y a eu mort opératoire. La
mort est survenue dans les deux cas par affaiblissement
progressif, chez des malades déjà cachectiques et respec-
tivement 7 jours et 4 jours après l'opération.

Dans les deux cas nous avons pu faire une autopsie soigneuse qui nous a permis de constater l'absence complète
de réaction péritonéale et l'étanchéité absolue des sutures.

3° *Gastro-entérostomies pour ulcères cicatrisés anciens
ou calleux.* — Il a été fait sept gastro-entérostomies pour
ulcères. Dans un cas il s'agissait d'un ulcère calleux ayant
déterminé la formation d'une grosse tumeur pylorique
(Obs. 11). Dans un autre cas, il s'agissait d'ulcères multiples avoisinant le pylore (Obs. 13). Dans un cas enfin,
(Obs. 17), il s'est agi d'une opération itérative, faite pour
des troubles gastriques accentués, chez un malade déjà
opéré antérieurement par un autre chirurgien. Celui-ci,
avait constaté une péri-gastrite suppurée avec menace de

perforation gastrique, et on suppose qu'il s'agissait là primitivement d'un ulcère. Dans tous les autres cas, il s'agissait d'ulcères plus ou moins anciens et plus ou moins voisins de la région pylorique.

Les suites opératoires ont été excellentes dans deux cas (Obs. 12, Obs. 15.)

Dans un cas (Obs. 16) la guérison est survenue, mais on a eu à déplorer une éventration aiguë par rupture de la cicatrice, quelques heures après la levée des fils, le dixième jour. Cette complication est assez fréquente à la suite des interventions pratiquées sur la région sus-ombilicale médiane. Aussi M. le professeur Delbet, fait-il dans cette région, en outre des surjets au catgut péritonéaux et musculaires, une suture à fils d'argent prenant toute l'épaisseur de la paroi. D'autre part, il n'enlève les fils à suture que le 17e jour.

Notre malade a parfaitement guéri après une suture nouvelle de sa paroi.

Dans un cas (Obs. 11), le malade a eu des hémorragies assez abondantes sous forme d'hématémèses et de melœna pendant plusieurs jours ; néanmoins il a dans la suite parfaitement guéri.

Un malade (Obs. 13), a présenté à la suite de l'opération des vomissements intenses, il est mort 24 heures après, mais n'a pas été autopsié. Nous restons donc dans le doute sur les causes réelles de sa mort. Le malade de l'Obs. 14 est mort au bout de neuf jours par affaiblissement progressif, l'autopsie n'a pas été faite.

Enfin le malade de l'Obs. 13, est mort deux jours après l'opération. Une autopsie très soigneuse nous a permis d'établir qu'il n'y avait pas de péritonite, que la suture avait parfaitement tenu, qu'il existait une occlusion duodénale par pression de la racine du mésentère, mais que celle-ci ne pouvait en aucune façon être attribuée à l'acte opératoire. Par contre des complications pulmonaires graves consistant en congestion intense des bases avec léger exsudat muco-purulent dans les petites bronches expliquent pleinement à la fois l'hyperthermie post-opératoire et la mort.

En somme, au point de vue des résultats immédiats de l'intervention, nous avons eu 11 guérisons sur 17 opérations, qui se répartissent ainsi qu'il suit :

Pylorectomie suivie de gastro-entérostomie.   4 cas,   3 guérisons.
Gastro-entérostomie pour cancer............   6 cas,   4 guérisons.
Gastro-entérostomie pour ulcère...........   7 cas,   4 guérisons.
                                            17 cas, 11 guérisons.

Nous obtenons donc :

64,7 % de guérisons en résultat global.

75 % de guérisons dans la gastro-entérostomie précédée de pylorectomie.

66,66 % de guérisons dans la gastro-entérostomie pour cancer.

57 % de guérisons dans la gastro-entérostomie pratiquée pour ulcères.

Dans tous les cas suivis de guérison, le fonctionnement de la bouche a été parfait, et tous les malades que nous avons revus plus ou moins longtemps après l'opération ne présentaient plus de troubles gastriques.

Observations

1° — Gastro-entérostomies précédées de Pylorectomie

N° d'observation	AGE du malade	CONSTATATIONS OPÉRATOIRES	SUITES OPÉRATOIRES	GUÉRISONS	MORTS	OBSERVATIONS
I	57 ans.	Cancer du pylore.	Parfaites.	1		Le malade est revu quelques mois après; il a une récidive dans la cicatrice. Mort 13 mois après par extension de sa récidive. Pas d'autopsie.
II	42 ans.	Cancer du pylore. Pylorectomie. Extirpation de la région pancréatique adhérente.	Parfaites.	1		Revu 7 mois après en bonne santé.
III	54 ans.	Cancer du pylore, extirpation.	Parfaites.	1		Malade en bonne santé 7 mois après l'opération.
IV	48 ans.	Cancer du pylore.	Fièvre et prostration.		48 heures après l'opération par affaiblissement progressif.	Pas d'autopsie.

2° — Gastro-entérostomies pour cancer

N° d'observation	AGE du malade	CONSTATATIONS OPÉRATOIRES	SUITES OPÉRATOIRES	GUÉRISONS	MORTS	OBSERVATIONS
V	70 ans.	Cancer du pylore inextirpable. Généralisation épiploïque. Bouche en tissu suspect.	Parfaites.	1		La malade n'a pas été retrouvée.
VI	43 ans.	Cancer du pylore inextirpable.	Parfaites.	1		Mort 5 mois après. Pas de renseignements sur la mort. Pas d'autopsie.
VII	54 ans.	Liquides gastriques très abondants constatés au moment de l'opération et ayant nécessité une ponction évacuatrice. Cancer du duodénum (1re portion) généralisé au mésentère et à la 1re portion du jéjunum.	Parfaites.	1		5 mois après, constatation d'ictère et d'ascite considérable.
VIII	54 ans.	Cancer du pylore et de la petite courbure.			7 jours après affaiblissement progressif.	A l'autopsie, pas de péritonite.
IX	63 ans.	Cancer du pylore, estomac très friable.			4 jours après affaiblissement progressif.	Autopsie, pas de péritonite.
X	67 ans.		Bonnes.	1		
				66,66 %		

3° — Gastro-entérostomies pour ulcère

N° d'observation	AGE du malade	CONSTATATIONS OPÉRATOIRES	SUITES OPÉRATOIRES	GUÉRISONS	MORTS	OBSERVATIONS
XI	58 ans.	Grosse tumeur de la région pylorique par ulcère calleux.	Hématémèses, selles sanglantes.	1		Revu un an après en très bonne santé.
XII	35 ans.	Ulcère cicatrisé.	Excellentes.	1		Malade perdu de vue.
XIII	58 ans.	Ulcères multiples, on résèque une petite portion gastrique, surtout muqueuse.	Vomissements continus.		24 heures après.	Pas d'autopsie.
XIV	64 ans.	Ulcère.			7 jours après.	Pas d'autopsie.
XV	65 ans.	Sténose du pylore par ulcère cicatrisé.	Parfaites.	1		Le malade revu trois mois après, est en parfaite santé.
XVI	65 ans.	Ulcère cicatrisé.	Éventration aiguë par rupture de la cicatrice, après ablation des fils.	1		Revu 2 mois 1/2 après l'opération en bon état.
XVII	35 ans.	Pas de tumeur pylorique. Ulcère probable avec ancienne périgastrite suppurée. Opération itérative après une première intervention qui n'avait pas amélioré le malade. Première intervention faite par un autre chirurgien.	Hoquets, fièvre.		2 jours après par complication pulmonaire grave. Congestion intense des deux bases avec exsudat muco-purulent dans les petites bronches.	Autopsie montre en outre une dilatation aiguë de l'estomac par *compression du duodenum par la racine du mésentère*.
				57,1 %		

Observation 1

Le nommé L'H..., âgé de 57 ans, menuisier, entre dans le service de M. Delbet le 9 juillet 1908. Il est envoyé par M. Lion dans le service duquel il est resté onze jours en observation. Il passe en chirurgie pour être opéré.

Rien d'intéressant à noter dans les antécédents héréditaires ou personnels du malade.

L'H... fait remonter l'origine de sa maladie actuelle au 15 mars 1908. Au début, il n'y avait que de la constipation qui depuis n'a pas cessé.

Le 1er avril le malade commença à observer une diminution notable de son appétit, et dès ce moment il eut du dégoût pour la viande.

Le malade n'a encore vomi qu'une fois et après un repas plus copieux qu'à l'ordinaire.

Pas d'hématémèse, jamais de douleur mais seulement une sensation de pesanteur après les repas. La malade a des renvois amers, des régurgitations fréquentes quand il mange un peu trop, il se plaint en outre de brûlures de l'estomac pendant sa digestion.

L'H... a beaucoup maigri et il sent qu'il perd rapidement ses forces.

A l'inspection on ne voit pas de tumeur se dessiner sous la peau.

A la palpation, il semble qu'on sente un plastron dur surtout marqué à droite, la contracture musculaire gêne beaucoup l'examen.

On sent dans la région du pli de l'aine à droite et à gauche un gros ganglion.

La percussion n'indique pas une dilatation importante de l'estomac. Pas de clapotement.

La pression est un peu douloureuse à la région épigastrique.

Les urines sont rares et le malade n'élimine que 1 gr. 08 de chlorure de sodium par 24 heures.

Le 15 juillet L'H... est opéré, toute la région pylorique est envahie par un néoplasme. On pratique l'extirpation de cette tumeur.

Le clamp inférieur placé du côté du duodénum lâche aussitôt après l'incision. Il se produit sur la tranche duodénale une hémorragie assez abondante qu'on arrête facilement.

On fait alors la gastro-entérostomie postérieure transmésocolique par le procédé décrit.

On éprouve une certaine difficulté à attirer l'estomac qui est notablement réduit de volume, on y arrive cependant.

On laisse une petite mèche en place et on fait une suture de la paroi en un plan.

Le 25 juillet on enlève les fils. Depuis le 23, la plaie suppure un peu.

Le 30, la suppuration est terminée, la plaie se cicatrise bien.

Le 5 août le malade sort entièrement cicatrisé.

A quelque temps de là, on revoit le malade avec une récidive cancéreuse au niveau de sa cicatrice même.

Il succombe à la fin d'avril 1909, aux progrès de la cachexie cancéreuse.

Pas d'autopsie.

Observation 2

Le nommé M..., âgé de 42 ans, entre le 5 octobre 1908 dans le service de M. Delbet. Il se plaint de souffrir de l'estomac et de ne pouvoir s'alimenter.

Dans ses antécédents personnels le malade a présenté du paludisme.

Au mois d'octobre 1907, M... avait, après le repas, des renvois acides et une sensation de pesanteur, il prenait du bicarbonate de soude qui lui calmait momentanément les douleurs.

En février 1908, le malade, après les repas, a des nausées sans vomissements.

Au mois de mars, M... a un vomissement chaque nuit d'une

quantité d'un verre ou deux, âcre, non acide, dans lequel il retrouve des aliments qui ont séjourné jusqu'à 3 jours. Le malade a des gaz abondants. A cette époque, le malade a de l'anorexie, il ne mange que très peu. Il commence à maigrir très rapidement, il perd, dit-il, 20 kilogrammes en vingt-trois jours.

On lui fait des lavages d'estomac.

Au mois d'avril, M... rentre à Saint-Antoine. Il y reste vingt jours. Il en sort amélioré, et peut reprendre son travail pendant quinze jours.

Au mois de juin il s'arrête de nouveau. il manque de forces et ne s'alimente presque pas. Il vomit moins fréquemment qu'avant son entrée à Saint-Antoine (trois fois par semaine la nuit), mais les vomissements sont plus abondants (deux verres et demi). Parfois aussi, les vomissements ressemblent à de la suie délayée.

Le malade n'observe pas de changement jusqu'au mois de septembre. A cette époque, M... rentre à Boucicaut. Il ne prend plus qu'un peu de bouillon, il déclare qu'il se passerait facilement de manger.

Le malade, à son entrée à l'hôpital Laënnec pèse 56 kil. 500.

Il est opéré le 9 octobre. — On trouve un néoplasme du pylore. Après avoir enlevé deux ou trois ganglions échelonnés le long de la petite courbure, on pratique la pylorectomie. Lorsqu'on veut enlever la portion pylorique on s'aperçoit qu'elle est fortement adhérente au pancréas. Ces adhérences ne pouvant être décollées, on enlève toute la portion du pancréas à laquelle la tumeur adhère.

On fait un surjet à points passés au catgut sur la tranche pancréatique qui saigne un peu. L'estomac est fermé (soie et catgut).

On pratique après la gastro-entérostomie par le procédé décrit.

Le 22 octobre, ablation des fils, le 28, le malade sort de l'hôpital, il pèse 61 kilogrammes.

Actuellement [*mai* 1909], le malade se porte bien. Nous avons eu de ses nouvelles par sa femme, mais il nous a été impossible de l'examiner nous-mêmes.

Observation 3.

La nommée Pel..., âgée de 54 ans, entre à Laënnec, dans le service de M. Delbet, le 2 novembre 1908, pour maladie d'estomac.

Sa maladie a débuté il y a 3 ans 1/2, en 1905. La malade a commencé à se plaindre d'une diarrhée continuelle; elle avait jusqu'à 10 selles par nuit.

A ce moment, les troubles gastriques se traduisaient par des douleurs après les repas, de la pesanteur, des renvois.

En 1907, les troubles digestifs augmentent.

En juin 1908, la malade perd l'appétit, elle maigrit. Elle a du dégoût pour les graisses, enfin elle souffre plus que par le passé. L'ingestion des aliments est suivie de douleurs et d'une sensation de pesanteur qui se prolonge 4 à 5 heures après les repas.

Quelquefois, ce sont des sensations que la malade compare à des piqûres d'épingles, intolérables et durant un quart d'heure.

Depuis quatre mois, la malade a des renvois aigres ou amers et aussi des pituites.

Depuis quelque temps seulement, la malade s'est mise à vomir, mais assez rarement.

Au moment de son entrée à l'hôpital, P..... est très amaigrie, un peu jaune.

L'estomac est dilaté et abaissé.

Au niveau du pylore, on sent une tumeur allongée transversalement.

Le foie est abaissé et déborde considérablement le rebord costal. On ne trouve pas de ganglions.

Analyse du liquide stomacal existant une heure après le repas d'épreuve (pain rassis : 60 gr., infusion légère de thé : 250 gr., sucre : 10 gr).

Le contenu gastrique est très abondant (l'estomac n'est pas vidé complètement, la malade étant très fatiguée). Ce liquide est mal émulsionné, peu coloré, il filtre rapidement.

Les éléments sont dosés en HCl pour 100^{cm3} de liquide.

Acidité totale	A	(0.189)	0.131
HCl libre	H	(0.044)	0.015
Chlore combiné organique	C	(0.162)	0.167
Chlorhydrie	H + C	(0.212)	0.182
Chlore minéral	F	(0.109)	0.146
Chlore total	T	(0.321)	0.328
Rapport $\dfrac{A-H}{C}$	α	(0,86)	0.69
Rapport $\dfrac{T}{F}$		(3)	2,24

Peptones abondantes.

Trace d'acide lactique : réaction acétique nette.

Concentration : 0.03.765 $\Delta = 0.46$.

Le liquide extrait après 60' contient encore de nombreux résidus alimentaires ingérés la veille. Le liquide extrait à jeun est abondant : 147^{cm3} (l'estomac n'a pas été vidé complètement). Ce liquide contient de nombreux résidus alimentaires reconnaissables à l'œil nu. Il s'en dégage une odeur de beurre rance. Il est très épais, mais, malgré cela, filtre vite. Au microscope, nombreuses fibres musculaires et végétales, des grains d'amidon, de volumineux paquets de sarcines.

$$A = 0.220 \qquad T = 0.496$$
$$H = 0.044 \qquad F = 0.284$$
$$C = 0.168 \qquad α = 1.05$$
$$H + C = 0.212 \qquad \frac{T}{F} = 1.74$$

Peptones abondantes. Acide acétique, réaction prononcée. Acide butyrique : traces.

$$C. = 0.01744 \quad \Delta = 0^{\circ}.48$$

La malade est opérée le 6 novembre 1908.

Il existe au niveau du pylore *une tumeur* mobile, nullement adhérente par sa face postérieure.

On pratique une ligature en chaîne du grand épiploon. Du côté de l'estomac, on dénude un peu la grande courbure pour faciliter l'enfouissement. Du côté du duodénum, la ligature arrive jusqu'au pancréas. Ligature en chaîne du petit épiploon.

Section du duodénum : fermeture de l'intestin par un surjet dont les deux extrémités sont nouées en bourse. Enfouissement assez difficile. On relève alors le côlon tranverse et le grand épiploon. On pratique la gastro-entérostomie par le procédé décrit. La bouche est faite sur l'intestin grêle tout près de l'angle duodéno-jéjunal. Toute la suture est enfouie dans l'arrière cavité des épiploons par la suture de la brèche méso-colique au pourtour de l'anse jéjunale.

La malade sort de l'hôpital le 28 novembre 1908, très améliorée.

Actuellement (mai 1900), nous en avons eu des nouvelles par des personnes qui la connaissent, mais nous n'avons pu l'examiner nous-mêmes; ces personnes nous ont dit qu'*elle allait très bien*.

Observation 4.

Le nommé D..., âgé de 48 ans, doreur sur bois, entre à Laënnec le 20 décembre 1908. Le malade est envoyé par le Dr Lion.

Dans les antécédents du malade, on relève que le père, la mère, trois sœurs et un frère de ..... sont morts de tuberculose. Le malade a eu dans son enfance la fièvre malarienne.

Il est doreur sur bois et il a eu des coliques de plomb, il y a 10 ans; elles ont duré six semaines; passé ce délai, elles ne se sont pas reproduites. Il avale beaucoup de bronze en poudre.

D... présente du tremblement éthylique. Il a eu une névralgie sciatique il y a cinq ans, puis il y a quatre mois.

Sa maladie actuelle a débuté il y a un an, après une période d'excès, il commença à avoir des aigreurs, des régurgitations acides.

Après, il eut des vomissements alimentaires. Ces vomissements le soulageaient.

Pendant 9 mois (jusqu'à il y a trois mois) les symptômes augmentent ; le malade s'amaigrit, devient progressivement anémique. Ces trois derniers mois, il ne vomit plus, car il est au régime. Il a des selles très foncées, mais sans qu'elles aient les caractères du melæna. Jamais il n'eut d'hématémèses. Les douleurs persistent toujours.

D... examiné à son entrée à Laënnec, présente une teinte qui n'est pas franchement jaune, c'est une teinte anémique accentuée, surtout au niveau des muqueuses. L'amaigrissement est considérable.

Localement, on voit à jour frisant, se dessiner à la limite inférieure du creux épigastrique, un soulèvement de la paroi.

A la palpation, on sent une tumeur plutôt arrondie dont le contenu est net à droite. Cette tumeur est mobile de gauche à droite, beaucoup moins de haut en bas.

Le foie déborde d'un travers de doigt le rebord costal. Ce bord inférieur est un peu dur. Le bord supérieur atteint le rebord inférieur de la 5e côte; la hauteur de la matité hépatique est de 11 cent.

On ne trouve pas de ganglions inguinaux, quelques ganglions axillaires à droite, pas de ganglion de Troisier.

Le tubage à jeun ne ramène rien.

L'insufflation mobilise la tumeur vers la région pylorique.

On observe chez le malade une contraction idio-musculaire très accentuée. Température : 38°, le 25 décembre.

Après repas d'épreuve, le liquide stomacal est analysé.

On extrait seulement 53cm³ pour ne pas fatiguer le malade très affaibli. Ce liquide est mal émulsionné, peu coloré, il filtre lentement.

Acidité totale	0.124
HCl libre	0.003
Chlore combiné organique	0.129
Chlorhydrie	0.132
Chlore total	0.292
Chlore minéral	0.160
Rapport α	0.93
Rapport $\dfrac{T}{F}$	1.82

Peptones assez abondantes.

Acide de fermentation. Réaction lactique et acétique.

Concentration : 0,05453 $\Delta = 0°52$.

D... est opéré le 26 décembre. On arrive directement sur la tumeur volumineuse qui occupe la région du pylore. On pratique la pylorectomie, suivie de gastro-entérostomie par le procédé décrit.

Le soir de l'opération, le malade a 38° le matin, 38°8 le soir ; le pouls est à 130.

Le malade est très faible, la prostration s'accentue la nuit ; le malade meurt le lendemain matin.

Pas d'autopsie.

Observation 5

La nommée M..., âgée de 70 ans, entre à l'hôpital Laënnec le 15 juin 1908, dans le service de M. Delbet.

La malade se plaint de vomir tout ce qu'elle prend.

Dans ses antécédents, pas de maladies antérieures aux troubles digestifs. Elle a eu huit enfants, dont quatre sont morts aussitôt après la naissance.

M... raconte qu'à la suite d'un chagrin elle a perdu l'appétit. Mais avant elle avait eu des pituites. Dans le courant de la journée elle rendait sans effort un liquide noir, sans odeur, et cela deux ou trois fois.

Il y a six mois environ, les vomissements ont commencé, d'a-bord espacés à quatre ou cinq jours d'intervalle, puis de plus en plus rapprochés. Depuis trois semaines, la malade ne supporte plus aucun aliment, elle les rejette quelques heures après les avoir ingérés.

On ne note aucune douleur spontanée, pas d'hématémèse, pas de melœna.

L'état général est encore assez satisfaisant, mais la malade a maigri. Elle se sent affaiblie. Très robuste jusqu'à il y a six mois, elle a vu ses forces décliner de jour en jour depuis le début de son affection.

Depuis six semaines elle est au lit. A l'examen, on constate du clapot .ge gastrique net, bien que la malade soit à jeun. A la percussion, il semble que l'estomac soit très dilaté et descende jusqu'à l'ombilic; on sent dans la région pylorique une tumeur nette.

La malade est opérée le 18 juin. Le péritoine ouvert, on trouve l'épiploon farci de petites granulations cancéreuses. Le néoplasme occupe la région pylorique. Il est inextirpable. Il est assez difficile de relever l'estomac pour pratiquer la gastro-entérostomie par le procédé habituel, on y arrive cependant, on établit la bouche stomacale tout près de la grande courbure et encore est-on là en tissu déjà infiltré par la tumeur; la brèche mésocolique est suturée au jéjunum.

Après l'opération, la malade vomit, peu après elle supporte les aliments liquides.

Le 29 juin, douze jours après l'intervention, les fils sont retirés, la réunion est parfaite.

A cette époque, la malade ne vomit plus, elle s'alimente avec des potages et des purées qu'elle supporte très bien.

Elle sort, ne se plaignant plus de rien.

La malade n'a pu être retrouvée.

Observation 6

La nommée M..., âgée de 43 ans, entre le 10 juillet 1908, dans le service de M. Delbet.

Elle rend tous ses aliments et elle souffre de la région épigastrique; de plus, depuis trois mois, elle a remarqué dans cette région une petite grosseur douloureuse à la pression.

Elle a fait deux fausses couches et a eu cinq enfants, dont aucun n'a vécu, l'un mort-né, les autres morts entre 5 jours et 6 mois. Ces enfants seraient morts, l'un de méningit., les autres auraient présenté des convulsions.

La malade nie la syphilis.

Il y a dix ans, M... a commencé à souffrir de l'estomac; c'étaient des douleurs continues, avec paroxysmes causés par le mouvement, l'ingestion d'aliments. Aussitôt après les repas, ces douleurs augmentaient et restaient vives dans les trois ou quatre heures qui suivaient. La douleur se calmait quand la malade se couchait ou alors qu'elle avait vomi.

Six mois après, au début de ses douleurs, la malade rend deux jours de suite du sang rouge.

Peu à peu, tout rentre dans l'ordre : la malade recommence à manger de tout et digère bien. Parfois, cependant, des crises douloureuses se reproduisent, que la malade réussit à calmer en prenant du bicarbonate de soude.

Il y a trois mois, la malade a recommencé à ne plus digérer et à souffrir. Elle souffre après l'ingestion des aliments jusqu'à ce qu'elle ait pu vomir. Elle ne vomit pas spontanément, ou du moins elle n'attend pas le vomissement spontané et elle se fait vomir. Il y a deux mois la malade remarqua du sang dans ses vomissements.

Actuellement l'état général de la malade est très altéré. Elle ne prend plus d'aliments de peur de souffrir. Elle vomit même le lait.

Le 23 juillet, on lui avait fait, à Boucicaut, un lavage d'estomac qui a ramené des aliments ingérés depuis trois jours, peut-être même six.

Le 17 juillet, après un repas d'épreuve, on trouve, à l'examen clinique, du suc gastrique :

     Acidité totale   0.2
     Chlore total   0.9

Réaction de HCl libre négative.

A la palpation, on perçoit une tumeur au creux épigastrique.

On trouve des ganglions un peu partout, aine, aisselle, cou, etc. Myœdème considérable.

Le 24 juillet, la malade est opérée.

Le péritoine ouvert, on découvre de gros ganglions juxta-pyloriques sur la grande et la petite courbure. Pas de liquide dans le péritoine.

Il est imposssible de faire une intervention radicale, à cause du volume du néoplasme et de ses adhérences. On pratique la gastro-entérostomie par le procédé décrit.

Le 5 *août*, les fils sont enlevés, la plaie qui n'a pas suppuré est entièrement cicatrisée.

Le 14 *août*, la malade sort. Elle mange de tout, ses digestions se font bien, sans douleurs. Elle ne souffre plus de la région épigastrique.

La malade est *morte* fin décembre.

Elle n'avait pas présenté de troubles gastriques si bien que son entourage a pensé qu'elle était morte de tuberculose.

Pas d'autopsie.

Observation 7

Le nommé L..., corroyeur, âgé de 54 ans, entre à Laënnec le 17 février 1909, dans le service de M. Delbet. Le malade vient à l'hôpital parce qu'il vomit et qu'il souffre dans la région épigastrique.

L... ne se rappelle pas avoir jamais été malade. Autrefois il digérait bien, mangeait n'importe quels aliments.

Il y a trois ans, en mai 1906, le malade a commencé à avoir des malaises au moment de sa digestion. Il consulte un médecin qui lui prescrit du bicarbonate de soude et des pilules. Il le met à un régime de lait, purées et viande rôtie. A ce moment L... arrête son travail pendant trois semaines. Il souffre d'une manière sourde et continue, mais il ne vomit pas.

Depuis ce moment jusqu'au début de février 1909, le malade voit ses crises douloureuses cesser. Ses digestions sont parfois un peu pénibles, le malade continue à prendre du bicarbonate de soude. Il se nourrit comme tout le monde.

Au commencement de février, le malade recommence à éprouver des tiraillements d'estomac. Il perd l'appétit, il digère très difficilement et vomit une grande partie du peu qu'il mange. Il a des éructations très douloureuses.

Les matières vomies sont verdâtres, contenant de la bile. Les vomissements surviennent quelques heures après le repas et sont abondants ; quelque temps après ils surviennent une demi-heure après le repas et sont moins abondants.

Le matin au réveil le malade ne vomit pas, mais il a des pyrosis, en outre, il tousse et crache abondamment. Il a des douleurs par crises et une sensation de tension à l'épigastre.

Depuis un mois il a maigri considérablement. A l'examen, le 17 février, l'épigastre bombe très fortement en avant, il y a une voûssure très nette de toute la région ombilicale.

Les fausses côtes sont déjetées en avant et en dehors.

Par la palpation, on détermine du clapotage gastrique s'entendant au-dessous d'une ligne joignant l'ombilic à la 10° côte.

On procède à un lavage d'estomac ; la sonde ramène environ deux litres d'un liquide vert-clair non transparent, mais très fluide et sans débris solides. Le malade depuis 15 jours n'a pris que du lait, le lavage ramène encore 3/4 de litre de liquide ressemblant à de la purée de pois très claire. Le liquide ne ressort pas complètement clair, l'estomac contenait donc près de 3 litres de liquide.

On donne après au malade un repas léger (pain, purée), en lui recommandant de se coucher sur le ventre.

Le 18 *février*, nouveau lavage de l'estomac, on introduit deux litres de liquide et l'on en retire cinq, d'un liquide de même apparence que la veille sans particules solides.

Le 20 *février L... est opéré.*

On commence par ponctionner l'estomac, on évacue ainsi une certaine quantité de liquide vert, puis on suture l'orifice de ponction. On soulève alors l'épiploon et l'on constate qu'il existe au niveau de la deuxième portion du duodénum, une tumeur dure. La première portion du duodénum est dilatée. Le pylore est forcé. Il y a des ganglions à la partie supérieure du mésentère et des traînées de lymphangite cancéreuse sur la première portion du jéjunum.

La gastro-entérostomie est pratiquée par le procédé décrit.

Les jours suivants, le malade ne présente pas de fièvre, l'état général est bon.

Le 24 *février*, le malade a une selle liquide, le 28 une selle moulée abondante.

Le 5 *mars*, on retire les fils. Le malade mange bien et va à la selle régulièrement.

Le 11 *mars* se trouvant très amélioré, il demande à sortir de l'hôpital.

Rentré chez lui, le malade n'a pu cependant reprendre ses occupations. Il se levait le matin, mais devait se recoucher dans la journée. Il pouvait manger certains aliments, des potages, du poisson, de la cervelle, mais depuis un mois, il ne prend plus que du lait.

Vers l'Âques, le malade a présenté de l'ictère. *Au début de juin*, le malade est très affaibli, entièrement amaigri, il présente de l'ictère et une ascite considérable.

Observation 8.

Le nommé Mau......, âgé de 54 ans, entre le 2 mars 1909, dans le service de M. le Pʳ Delbet. Il vient pour des troubles digestifs. Il a commencé à digérer mal et à maigrir d'une façon notable à la fin du mois de décembre.

L'appétit n'était pas diminué, mais une demi-heure après le repas se produisait une douleur de la région épigastrique, qui ne cessait qu'au bout de 4 ou 5 heures.

Au début, pas de vomissements, une légère constipation sans selles noires.

Le malade est allé consulter M. Lion, à la Pitié, qui l'a envoyé dans le service de M. Delbet pour se faire opérer.

A son entrée, le malade est très amaigri il a une langue saburrale, de l'anorexie. Il ne prend que du lait depuis un mois. Il ne vomit pas, mais on constate qu'il a des selles noires à son entrée à l'hôpital.

On remarque une voûssure épigastrique animée de pulsations synchrones au pouls. Cette voûssure s'étend sur la ligne médiane de l'appendice xyphoïde à l'ombilic. Mau......, ressent une douleur localisée dans les limites exactes de la tuméfaction. Cette douleur est continue, plus accusée à la pression et après ingestion d'aliments.

Les limites de la tuméfaction varient d'un moment à l'autre.

La palpation est rendue difficile par la contraction musculaire, mais on peut percevoir dans la région épigastrique une zone empâtée.

La percussion ne réveille pas de mouvements péristaltiques.

Le foie est plutôt petit, la rate est normale. On note des ganglions abondants dans les deux régions inguinales. Pas de ganglion de Troisier. Au poumon on entend des râles sous crépitants au sommet droit en arrière.

Le malade est opéré le 10 mars.

On arrive immédiatement sur une grosse masse néoplasique appartenant au pylore et à la petite courbure de l'estomac largement adhérente au foie, mais la région de la grande courbure paraît libre.

On peut relever l'épiploon, le côlon transverse, et en effondrant le mésocôlon arriver sur la face postérieure de l'estomac libre.

On pratique la gastro-entérostomie postérieure oblique, par le procédé décrit.

Le jour même de l'opération, on fait au malade 1000 grammes de sérum et quatre piqûres d'huile camphrée.

Le 11, le malade est faible, son pouls est à 140.

On lui fait dans la journée 12 piqûres d'huile camphrée et un litre de sérum.

On continue ce traitement les jours suivants, le 14 et le 15, en outre, une piqûre de spartéine.

Le pouls descend à 120 le troisième jour, où il se maintient.

La température oscille aux environs de 37°, sauf le deuxième jour, où elle monte à 38°2 le soir, et le 16, où elle monte à 39°.

Le malade *meurt* le 17 mars, sept jours après l'opération. Pendant les deux derniers jours on a noté de l'agitation, du délire, mais ni vomissements ni troubles abdominaux. La mort est survenue par *affaiblissement progressif*, cachexie cancéreuse. On pratique l'autopsie le 18 mars. A l'ouverture de l'abdomen, on ne trouve pas trace de péritonite, pas de liquide dans le péritoine, aucune adhérence autour du foyer opératoire

La petite courbure de l'estomac est adhérente à la face inférieure du foie. Une grosse masse néoplasique occupe le pylore et remonte le long de la petite courbure où il existe de nombreux ganglions. On trouve d'autres ganglions derrière le pylore et au-dessus. Bien que l'origine du néoplasme semble bien être le pylore, la première et la deuxième portion du duodénum sont très dilatées. Malheureusement on ne s'est aperçu de ce fait qu'après avoir sorti déjà l'estomac de sorte que la cause en demeure incertaine, l'estomac lui-même est très distendu.

Observation 9

Le nommé S..., cultivateur, âgé de 63 ans, entre à Necker le 18 mai 1909, dans le service de M. le Pr Delbet. Il vient à la Pitié et est envoyé par le Dr Lion pour se faire opérer.

Sa maladie a commencé, dit-il, il y a cinq mois. Il a ressenti de la pesanteur au niveau de l'estomac, des brûlures survenant à tout moment de la journée. Les douleurs sont accrues par l'ingestion des aliments et lui occasionnent de l'insomnie. A cette époque le malade éprouvait du gonflement et du ballonnement tout de suite après le repas. Il avait fréquemment dans la journée la sensation d'une boule remontant de l'épigastre à la gorge suivie d'un vomissement peu abondant, d'un liquide qui, dit le malade, agaçait les dents.

Depuis deux mois le malade ne prend que du lait, les phénomènes restent les mêmes jusqu'à il y a un mois où sont apparus des vomissements alimentaires.

S... vomissait tous les deux jours abondamment. Il provoquait lui-même ces vomissements qui le soulageaient. Le malade constipé n'allait à la selle que tous les trois ou quatre jours.

Donc, jusqu'au quatrième mois où le malade rentre à la Pitié, S... a éprouvé une douleur à peu près continue au niveau de l'épigastre avec pituites acides, vomissements alimentaires abondants et provoqués. Il a présenté de l'anorexie, une constipation opiniâtre et il a maigri de 16 kil. 500 depuis trois mois.

A l'examen, à l'entrée dans le service de M. Lion, on note un amaigrissement considérable. La langue est sèche, un peu fendillée; les dents sont en mauvais état. On n'observe pas de troubles de la déglutition.

On constate dans la région épigastrique une voûssure notable qui donne une sonorité tympanique à la percussion. En tapotant un peu, on obtient le phénomène de la tension intermittente de l'épigastre.

Le matin, le malade étant à jeun, on obtient du clapotage très net descendant à trois travers de doigts au-dessus de l'ombilic, là où s'arrête la sonorité gastrique. On note également du flot. L'espace de Traube est normal mais à droite la sonorité gastrique masque la matité hépatique.

La palpation ne détermine aucune douleur.

Le ventre est souple et permet de sentir le gargouillement du cœcum ainsi qu'une corde colique transverse et descendante avec des masses trahissant la constipation du malade.

On fait au malade, dans le service de M. Lion, chaque matin, un lavage d'estomac qui ramène un liquide trouble contenant du lait.

Le 7 mai, on fait l'examen chimique du liquide gastrique à jeun et après repas d'épreuve.

A jeun, on extrait 433_{cm^3} bien que le malade ait vomi abondamment dans la nuit. Le liquide contient de nombreux débris alimentaires reconnaissables à l'œil nu (pain, viande, lait caillé), il a une odeur nauséeuse.

Au microscope, on y découvre de nombreux paquets de sarcines, des grains d'amidon, des fibres musculaires et végétales, des blocs d'albumine, des gouttelettes de graisse, des levures.

$$A = 0.328 \qquad T = 0.313$$
$$H = 0.000 \qquad F = 0.313$$
$$C = 0.000 \qquad \alpha = 320$$
$$H + C = 0.000 \qquad \frac{T}{F} = 1$$

Réaction lactique prononcée.

Réaction butyrique prononcée.

Concentration = 0,0275.

Après ce tubage à jeun, le malade a été lavé tous les matins pendant sept jours, après quoi on a vidé le 15 mai son estomac à jeun et on a fait le repas d'épreuve. Les lavages contenaient toujours de nombreux résidus alimentaires. On trouve le liquide de l'estomac après 60' d'une odeur nauséeuse, très épais et filtrant lentement.

$$A = 0,065 \qquad T = 0,189$$
$$H = 0,000 \qquad F = 0,167$$
$$C = 0,022 \qquad \alpha = 2,95$$
$$H + C = 0,022 \qquad \frac{T}{F} = 1,13$$

Réactions lactique et butyrique prononcées.

Concentration = 0,08250.

A son arrivée dans le service de M. Delbet, on trouve le malade extrêmement amaigri.

La peau sèche a perdu toute élasticité et conserve indéfiniment le pli formé à sa surface.

A la palpation on ne sent pas de tumeur.

On note la tension intermittente de l'épigastre et une corde colique.

On administre au malade des lavements alimentaires ; il ne boira que de l'eau.

On lui fait un lavage qui permet l'évacuation d'un liquide jaunâtre contenant des débris.

De plus, le malade présente à gauche une hydrocèle volumineuse. A droite, le testicule est tout petit, atrophié. Cette hydrocèle ne gênait aucunement le malade qui se la faisait ponctionner une fois l'an.

Le 21 mai le malade est opéré. On trouve une tumeur qui occupe exactement le pylore.

La gastro-entérostomie est pratiquée par le procédé décrit. L'estomac est très friable, envahi par le néoplasme et la paroi se déchire quelque peu sous les points du surjet séro-séreux.

Le lendemain le pouls est à 118, la température à 57°. Le malade a quelques régurgitations et reste longtemps sans uriner.

Le 23 le malade vomit mais urine bien.

Le 24 on fait des lavages d'estomac, le liquide retiré contient surtout de la bile (d'après l'examen chimique pratiqué à la pharmacie). Le malade ne souffre pas.

Le lendemain on continue les lavages. Le malade ne souffre toujours pas quoique faible. Il meurt le lendemain matin 25, à 5 heures du matin.

Le 27 on pratique l'autopsie. La paroi du cadavre est verte surtout au niveau de l'hypochronde gauche. La ligne de suture n'a pas suppuré. On repasse par l'incision opératoire pour voir les rapports de la bouche gastro-jéjunale. On constate des adhérences légères, glutineuses de l'épiploon à la paroi abdominale. L'estomac est un peu dilaté. Le grand épiploon est très rouge en regard de la suture de la paroi.

Il n'y a pas trace de péritonite, pas de liquide dans le petit bassin. L'anse efférente est accolée par des adhérences glutineuses à la face inférieure du mésocôlon transverse jusqu'au niveau du côlon et suivant la ligne médiane. A partir de ce moment elle se dirige à gauche et suit une direction parallèle à celle du côlon transverse.

Au niveau de la suture du mésocôlon et du jéjunum on note un peu de rougeur, la suture a très bien tenu. Cependant à l'extrémité gauche, on crée un petit orifice par lequel on aperçoit l'origine du sujet séro-séreux, gastro-jéjunal avec une petite concrétion purulente au niveau d'un point de suture. Cette petite concrétion est située dans l'arrière cavité des épiploons.

On constate que l'anastomose a porté très exactement à l'origine du jéjunum.

On enlève l'estomac et l'anse jéjunale.

La rate est un peu petite.

Dans le foie on trouve un petit noyau cancéreux émergeant à la face postéro-inférieure du lobe droit.

Le foie est dur, il crie sous le couteau. Plusieurs coupes pratiquées ne montrent pas d'autre noyau cancéreux.

Pas d'adénopathies le long de la colonne vertébrale.

Le poumon droit est sain, le poumon gauche un peu adhérent.

Dans le péricarde on trouve un épanchement agonique et des plaques laiteuses.

Le rein gauche qui ne contient pas de noyaux cancéreux secondaires a le bassinet très dilaté ainsi que l'uretère. Le rein droit ne contient pas non plus de noyaux secondaires. Le bassinet est normal.

A l'examen de la pièce enlevée, on trouve que le jéjunum fait saillie dans l'arrière cavité des épiploons d'une hauteur de 1 cent. environ.

L'anastomose a porté en un point très déclive de l'estomac. Elle est située à 3 cent. du néoplasme à la jonction de la partie verticale et de la partie horizontale de la grande courbure.

Le pancréas est normal et le néoplasme n'y adhère pas par sa face postérieure. La pylorectomie était anatomiquement possible, mais en raison du mauvais état général du malade, on a préféré l'opération palliative.

Quand on remplit d'eau l'estomac, on obtient un écoulement abondant par l'anse efférente. Pour ne pas abîmer la pièce nous n'avons pas sectionné le duodénum au-dessous du pylore où nous n'avons pu faire le départ de ce qui passait par le pylore et par la bouche. Cependant quand on pince le duodénum, l'écoulement de liquide par l'anse efférente diminue un peu; le liquide s'écoule par la bouche stomacale mais un peu aussi par le pylore qui reste en partie perméable.

Nous n'avons pas trouvé de cause de mort imputable à l'opération : pas de réaction péritonéale, pas de rupture de la suture.

Nous attribuons la mort à ce fait que le malade était extrêmement cachectique et qu'il n'a pas pu faire les frais de l'opération.

Observation 10

Le nommé Va..., âgé de 67 ans, entre dans le service du Pr Delbet, le 21 mai 1909, pour troubles gastriques. Dans les antécédents du malade, rien d'intéressant. Il y a 1 an, il a remarqué qu'il maigrissait et prenait une teinte un peu jaune.

L'appétit n'est pas sensiblement diminué mais il mange peu, parce que les digestions sont pénibles. C'est il y a 6 mois que les digesgestions ont commencé à être très lentes.

C'était 5 ou 6 heures après le repas (surtout après le repas du soir) qu'il éprouvait une sensation de pesanteur à l'épigastre, en même temps qu'il avait la sensation très nette que son estomac se contractait pour lutter contre un obstacle. Puis la crise se terminait au bout d'un temps variant d'une demi heure à deux heues. Pas de hoquet.

A aucun moment le malade n'a eu de vomissements alimentaires spontanés, toutefois pour amener la sédation de ses douleurs gastriques il se faisait vomir. Il y a 5 jours, le malade a eu une selle noire.

Le tubage de l'estomac fait à jeun a permis de retirer une quantité de liquide supérieure à un grand verre et contenant des débris d'aliments ingérés la veille.

Actuellement le malade est assez amaigri. L'examen de l'épigastre ne montre pas de voûssure. Pas de contractions péristaltiques spontanées ni provoquées.

Au palper on sent une résistance au creux épigastrique, mais on n'a pas la sensation nette d'une tumeur.

Clapotage au voisinage de l'ombilic. Pas de ganglions.

A la percussion, sonorité gastrique exagérée. « La grande courbure paraît dépasser en bas l'ombilic. On peut à ce niveau, différencier la sonorité gastrique de la sonorité colique, qui a un timbre différent. En haut la sonorité de l'estomac remonte jusqu'à la cinquième côte.

Le malade est constipé et ne va plus guère à la selle qu'avec des lavements. Il a des selles noires depuis quelques jours. La langue est saburrale. Aucune période diarrhéique.

Le malade est opéré le 26 mai 1909. On tombe sur un néoplasme de la région pylorique. La gastro-entérostomie est pratiquée par le procédé décrit. Les suites opératoires sont bonnes.

Observation 11

Le nommé Va..., âgé de 58 ans, cultivateur, entre à l'hôpital le 10 mars 1908, pour des vomissements se produisant à intervalles assez réguliers. On ne relève rien d'intéressant dans les antécédents héréditaires.

Il n'a pas eu de maladie antérieure au début des troubles actuels, sauf la grippe suivie d'une bronchite il y a une quinzaine d'années. Le malade n'a jamais eu de chancre. Il n'a jamais ressenti un certain temps après les repas de douleurs perforantes ou intenses, de la région épigastrique ou vertébrale, et il n'a jamais eu de vomissements rouges.

Il y a 6 ou 7 ans le malade a éprouvé, le plus souvent dans l'heure qui suivait les repas, quelquefois en dehors de toute alimentation, de la gêne et de la pesanteur de l'estomac, une très légère brûlure parfois. Ces sensations sont devenues rapidement à peu près journalières. En même temps s'installait la constipation d'abord légère, qui n'a pas cessé depuis et qui a obligé depuis 7 à 8 mois le malade à des lavements fréquents. Le malade pesait 152 livres il y a 7 ans, l'amaigrissement aurait été régulier jusqu'à il y a 3 semaines où le malade pesait 117 livres.

Il y a 3 ans le malade a eu une phlébite à la jambe gauche, qui a nécessité six semaines d'immobilité, la jambe était rosée et peu douloureuse.

L'état digestif du malade s'est modifié il y a 4 ou 5 mois. La douleur a commencé alors à augmenter sans devenir cependant trop pénible. Elle revenait après chaque repas, donnant la sensation de poids sur l'estomac ou de tiraillements. Depuis cette époque chaque digestion est pénible et de plus en plus.

Les vomissements ont commencé à se reproduire il y a 4 mois. Pendant un mois ils sont survenus à intervalles très irréguliers de un à cinq ou six jours, ils étaient alors très acides, précédés de régurgitations brûlant la gorge et composés d'une bouillie sans coloration jaune, ni verte, ni rouge, atteignant 1 litre ou plus, où se retrouvaient les aliments les derniers ingérés. Le malade n'a pas observé dans ces vomissements d'aliments ayant été pris plus de 5 ou 6 heures auparavant.

Depuis environ le même temps, le malade a été pris d'une grande lassitude et a dû cesser le travail, il n'a pas le matin de vomissements pituiteux. Depuis 3 mois les vomissements sont apparus à un moment plus précis. Ils se produisent de 2 à 3 heures après les repas du soir, précédés d'une très courte période de pesanteur et de colique du creux épigastrique. Les vomissements durent de 5 à 10 minutes d'ordinaire, mais parfois ils se prolongent une grande partie de la nuit, amenant après eux un grand soulagement.

Depuis l'apparition des premiers symptômes, il n'y a pas eu de rémission, l'aggravation a été progressive. Depuis 2 mois le malade ne va plus à la selle sans le secours d'un lavement.

Depuis quinze jours environ, le malade remarque une plus grande fréquence des vomissements, ils se produisent au début de la nuit, tous les 3 jours et sont un peu moins abondants. Les digestions sont un peu plus pénibles. Depuis 3 semaines le poids du malade est passé de 117 à 113 livres. Jamais Va...., n'a manqué d'appétit, le goût de la viande et des graisses est conservé, mais depuis 3 mois il ne mange plus de viande, sachant qu'elle favorise ses vomissements, Il n'a jamais eu de melæna, rarement des hoquets ou des regurgitations. Il se plaint d'affaiblissement graduel. Il n'a pas eu d'œdèmes des membres inférieurs ou du scrotum. Il n'a présenté ni diarrhée, ni crampes dans les mollets, ni oppression, ni palpitations, ni toux, ni expectoration au cours des derniers mois.

En l'examinant le 19 mars, on ne voit ni voûssure de la paroi abdominale ni contractions sous cette paroi. Pas de veinosités. Le ventre est déprimé en bateau. Au palper on constate un peu de contracture de la paroi dans sa moitié droite. Le creux épigastrique à droite de la ligne médiane est uniformément douloureux. On ne sent pas de résistance profonde au niveau du creux épigastrique. La grande courbure de l'estomac n'est sentie à aucun niveau dans l'abdomen. On ne sent pas de péristaltisme, ni de contraction en masse, et le péristaltisme n'est pas réveillé par les chiquenaudes sur la paroi abdominale. On ne perçoit pas de clapotage, pas de tumeur; l'auscultation ne révèle pas de frottements.

La percussion montre une sonorité normale des flancs et de la région médiane de l'abdomen sauf au niveau de la région épigastrique et jusqu'à une ligne horizontale passant par l'ombilic où il existe de la submatité à la percussion superficielle. La sonorité reste normale à la percussion forte.

Pas de sensation de flot dans les parties déclives.

Le foie est caché sous le rebord costal qu'il n'atteint pas.

La rate n'est pas hypertrophiée.

L'état général est gravement modifié, la faiblesse est grande, la peau sèche et légèrement jaune, mais elle ne garde pas le pli, aucune adénopathie, pas d'hypothermie. Les urines sont rares.

Le 19 *mars* et chacun des trois jours suivants, 500 grammes de sérum et lavement alimentaire.

Le malade est opéré le 23 mars.

On trouve une grosse tumeur de la région pylorique, l'estomac est petit. On pratique la gastro-entérostomie par le procédé décrit plus haut, la brèche mésocolique est suturée au pourtour de l'anse jéjunale.

Aussitôt après l'opération le malade vomit. C'est en trois fois un demi litre environ de sang rouge sans caillots. Dans le reste de la journée pas de vomissements, ni de nausées. Température du soir 36°9, pouls 111. On ajoute 100 grammes de sérum.

Le 24 *mars*, état nauséeux léger. Le malade n'urinant pas spontanément, est sondé le matin. On lui retire un litre d'urine. La miction spontanée se rétablit le soir même. La température du malade oscille entre 36°4 et 37°3. Le pouls entre 128 et 120.

Le 25 *mars*, le malade se plaint de coliques de régurgitations acides de hoquets. La température est de 37° le matin, de 37°2 le soir, le pouls reste élevé. 500 grammes de sérum. Lavement alimentaire. Le malade a sa première selle après l'opération, elle est normale.

Dans la nuit du 25 au 26, deux vomissements de sang rouge sans caillots abondants. Ils se produisent à minuit et à 3 heures.

Le 26 *mars*, le malade a deux selles qui contiennent un liquide rouge sombre et dont la quantité chaque fois est d'un demi litre environ. Température 37°3, 37°1. Pouls 124 et 95. Sérum 500 grammes. Lavement alimentaire. On commence à faire prendre du lait au malade.

Dans la nuit du 26 au 27, Va.., a deux vomissements de liquide clair sans particules solides et peu abondantes.

Le 27, la température est de 37°1 et 37°7, le pouls redevient parallèle à la température. Les urines de 24 heures, comme les autres jours depuis l'intervention, sont abondantes. Le lait est toléré.

Le 28, une selle noire et contenant un peu de substance marc de café.

Le 29, une selle noirâtre.

Le 30, on supprime les lavements alimentaires.

A 11 heures du soir, le malade vomit un peu de liquide jaune verdâtre.

Le 31, selle normale. Deux vomissements jaunâtres et abondants le soir, sans matières solides, ni sang.

Le 1er *avril* à 2 heures et à 9 heures du soir, un vomissement jaunâtre abondant. Depuis le 1er malgré la persistance des coliques, l'état général s'améliore, l'alimentation devient plus abondante et variée.

Le 1er et le 2 oligurie. Administration d'urotropine, les 2, 3, 4 avril.

4 avril, ablation des fils. Réunion parfaite.

Le 16 *avril*, le malade quitte l'hôpital en très bon état.

Un an après Va..., a été revu et examiné par M. Moreau, interne de M. Lion : il se porte très bien.

Observation 12.

Le nommé De..., âgé de 35 ans, démolisseur, entre à Laënnec le 14 mai 1908, parce qu'il souffre de l'estomac.

Dans les antécédents héréditaires du malade, on note que sa mère est morte de diabète sucré. Son père a souffert pendant 34 ans de maux d'estomac, mais depuis 4 ans, il ne souffre plus. Pendant sa maladie, chaque année vers le mois de juillet, il avait une hématemèse abondante.

De.... n'a pas été malade dans son enfance. Il n'a pas contracté la syphilis.

Il buvait environ deux litres de vin par jour, parfois l'apéritif.

Depuis 15 ans, De..., a des renvois et quelquefois des vomissements alimentaires ou bilieux. Le malade raconte que ses vomissements d'odeur désagréable se faisaient sans efforts. Il ne sait s'ils contenaient des aliments ingérés plusieurs jours auparavant. Ils ne contenaient pas de sang.

Il y a 18 mois, la maladie s'est aggravée, le malade remarque une aigreur plus marquée des renvois revenant tous les jours à la même heure. Les vomissements ont lieu tous les jours et contiennent les aliments mangés dans la journée. Ces vomissements sont acides. Ils sont accompagnés de diarrhée continuelle, les selles liquides sont noires, peut-être y a-t-il du melæna.

Depuis 6 mois, le malade est au régime lacté, et les brûlures d'estomac ont plutôt augmenté.

Depuis quatre mois, les selles contiennent du sang très rouge, le malade y a vu des peaux longues ressemblant à des vers.

Quant au poids, le malade a diminué, en trois mois, de 18 kilogrammes. Il voit ses forces diminuer continuellement.

A son entrée à l'hôpital, on constate que D... est amaigri, ses joues sont creuses. Les membres sont maigres. On n'observe pas de myocœdème, le pli fait à la peau ne persiste pas. Le teint du malade n'est pas altéré. La palpation de l'épigastre est douloureuse, la douleur remonte jusqu'au-dessous de l'appendice xyphoïde et se propage à gauche. Le malade a de la défense de la paroi. Cette contracture empêche la recherche du clapotage et la délimitation nette d'une tumeur.

La langue est blanche au milieu, rouge sur les bords.

Le malade boit le lait avec plaisir, sans que l'ingestion soit suivie de douleurs, mais peu après le malade a des aigreurs. Il ne sent plus de brûlures depuis qu'il a supprimé les aliments, mais une pesanteur continue persiste au niveau de l'estomac. La constipation a remplacé la diarrhée, le malade va à la selle tous les jours, mais difficilement.

D... tousse un peu, ses urines sont abondantes et très claires.

Le 18 mai, le malade est opéré. L'estomac est exploré ; on constate au niveau de la petite courbure la présence d'une cicatrice d'ulcère.

La gastro-entérostomie postérieure transméso-colique est pratiquée par le procédé que nous décrivons.

Le malade, endormi à l'éther, fait de violents efforts. Les anses intestinales sont rentrées avec peine dans l'abdomen. Les efforts continuant, le surjet péritonéal est impossible à faire, d'autant plus que le péritoine est difficile à affronter, surtout du côté gauche. On fait une suture en masse avec des fils d'argent.

Après l'intervention, le malade vomit. Le 20 mai, le malade a 38°4 de température, le pouls est à 110. Le lendemain la fièvre tombe.

Les jours suivants, le malade continue à aller mieux. Le 2 juin on enlève les fils. La réunion de la plaie est bonne.

Le 15 *juin*, le malade sort en parfait état.

D..., rentré chez lui, a continué à bien se porter au dire de ses voisins. Il est bientôt parti mais sans laisser d'adresse et nous n'avons pu le revoir.

Observation 13

Le nommé P..., âgé de 58 ans, entre à l'hôpital de la Pitié, dans le service du Dr Lion, le 28 avril 1908. Il se plaint de troubles gastriques.

Son père est mort d'un cancer de l'estomac, sa mère d'un fibrome utérin.

P... n'a pas été malade dans son enfance, il n'a pas eu la syphilis.

Le malade, atteint de hernie inguinale double, était cependant de constitution très robuste. Il pesait 105 kilogs il y a quinze ans. Il était gros mangeur et grand buveur. Il n'a jamais eu de cauche-mars ; quelques pituites depuis quelques années.

Il y a quinze mois ont débuté les troubles gastriques et ils ont d'emblée atteint presque leur maximum d'intensité.

Tout d'abord, le malade ressentit des brûlures siégeant à l'épi-gastre, irradiant dans le dos et en haut vers la gorge. En même temps que les brûlures, apparaissaient des tiraillements siégeant à l'épigastre.

Ces douleurs apparaissaient un heure ou deux après le repas, duraient de une heure à trois heures, se prolongeaint quelquefois, atteignant une durée de dix à douze heures et leur intensité allait croissant jusqu'à la production de vomissements.

Les vomissements se produisaient spontanément, presque sans efforts. Le malade rejetait d'abord un peu de liquide blanc, limpide, salé ou acide, puis des aliments, parfois de la bile. Il y reconnais-sait ses aliments ingérés au dernier repas (de cinq à quatorze heures auparavant). Il n'y a jamais eu d'aliments absorbés les jours précé-dents. Ces vomissements ne contenaient jamais de sang, ni rouge, ni noir.

En même temps, le malade éprouvait une répulsion marquée pour les viandes et les graisses.

Depuis un mois, le malade souffre de coliques presque conti-nuelles, occupant tout l'abdomen et s'accompagnant de consti-pation.

Dans les selles, pas de melæna : Weber négatif. Il y a un mois, le malade entre à Boucicaut où on lui fait des lavages d'estomac, il put alors supporter le régime lacté, car auparavant il vomissait le lait comme les autres aliments. Mais les brûlures persistaient. Les douleurs abdominales ne s'étaient pas davantage amendées.

Le malade voit maintenant ses forces diminuer continuellement. Depuis quinze mois son poids est tombé de 95 à 70 kgr.

Le malade très amaigri a les joues creuses, les masses muscu-laires des membres ont perdu beaucoup de leur volume.

L'amaigrissement est moins notable au tronc. La palpation de l'épigastre est douloureuse, surtout dans la partie supérieure, elle révèle une résistance profonde, uniforme, mais pas de tumeur limitée.

La palpation provoque un durcissement de la paroi par suite de la contracture musculaire.

Quand le malade est à jeun il n'y a pas de bruit de clapotage. La contracture de la paroi empêche de même de trouver ce bruit après ingestion d'un verre de lait.

La succussion donne un bruit qui semble siéger à la partie supérieure de l'épigastre.

L'estomac ne semble pas dilaté et à la percussion sa limite inférieure semble à égale distance de l'ombilic et de l'appendice xyphoïde. Le ventre est souple, mais la palpation est douloureuse dans la fosse iliaque gauche. Le foie remonte jusqu'à la quatrième côte, en bas il ne dépasse pas le rebord costal. La palpation de l'hypocondre droit provoque une légère douleur.

La langue est rouge sur les bords, le centre est couvert d'un dépôt épais, blanc-jaunâtre. Le malade boit du lait avec appétit, son ingestion ne provoque pas de douleurs. Il n'y a plus de brûlures à l'épigastre, mais une pesanteur permanente. Les régurgitations acides sont fréquentes, il n'y a pas de renvois gazeux. La constipation est opiniâtre, résistant aux lavements et aux purgations.

P... tousse un peu. Il a de l'œdème malléolaire le soir, qui disparaît le matin.

Les urines sont abondantes.

Le 30 *avril*, le malade qui est au régime lacté éprouve des douleurs épigastriques légères, analogues à des brûlures, il a des régurgitations acides fréquentes, il est constipé.

Le 1er *mai*, P..., très constipé depuis trois jours, a ressenti dans la nuit de violentes douleurs diffuses dans tout l'abdomen, avec un maximum dans la fosse iliaque gauche. Il a ressenti aussi une pesanteur permanente à l'épigastre. Il a été à la selle. Les douleurs abdominales ont cessé. Elles ont repris dans l'après-midi du 1er mai, intenses à l'épigastre et à l'abdomen ; elles ont persisté toute la nuit avec des accès paroxystiques. Elles consistent en sensations de brûlures et de torsion. Le malade a eu deux vomissements d'un li-

quide brunâtre très épais, d'une saveur rappelant, dit-il, le poisson
salé, et évalués à un demi-litre. Ils sont survenus spontanément et
n'ont pas amené la sédation des douleurs.

Le 2 *mai*, au matin, P... a un nouveau vomissement analogue aux
précédents. On fait l'exemen chimique du contenu stomacal.

1° à *jeun*. Le malade n'a mangé la veille du tubage qu'un peu de
pain et d'épinards. On retire un liquide assez abondant contenant
de nombreux débris de pain et d'épinards.

Le liquide ne dégage aucune odeur. L'examen microscopique y
décèle de nombreux grains d'amidon, des fibres végétales en grand
nombre et des levures en chapelets.

2° Après ingestion de 60 grammes de pain rassis et de liquide à
volonté, on extrait 227_{cm^3} pour ne pas fatiguer le malade. On
obtient un liquide mal émulsionné, peu coloré, qui filtre très lentement.

On a trouvé à jeun :

$$A = 0.131$$
$$H = 0.051$$
$$C = 0.087$$
$$H+C = 0.158$$
$$T = 0.430$$
$$F = 0.292$$
$$\alpha = 0.80 \qquad \left(\alpha = \frac{A-H}{C} \right)$$
$$T/F = 1.47$$

Syntonines, néant

Peptones, présence.

Acide lactique, néant.

Acide acétique, réaction nette.

Après 60, et liquide à volonté dans les 227_{cm^3} extraits on trouve :

$A = 0.270$	$T = 0.408$
$H = 0.103$	$F = 0.131$
$C = 0.175$	$\alpha = 0.96$
$H+C = 0.277$	$T/F = 3/4$

Syntonines, peu abondantes.

Peptones, moyennes.

Acide lactique, néant.

Acide acétique, réaction nette.

Pendant toute la journée du 3, le malade eut de violentes douleurs épigastriques et abdominales comparables à des brûlures avec des paroxysmes. Deux fois ces paroxysmes furent suivis de vomissements. Le premier vomissement était un liquide muqueux incolore, peu abondant, le second épais, brunâtre, encore moins abondant. Ces vomissements ont amené un soulagement passager. Le matin le malade ressent des douleurs sourdes à l'épigastre.

On lui fait des pansements au bismuth, puis 500 gr. de sérum en deux injections, on lui donne un verre de lait toutes les 3 heures.

Le 5 mai P. ressent une douleur sourde constante à l'épisgastre. Des paroxysmes surviennent à plusieurs reprises, avec sensations de brûlures vives, succédant quelquefois au pansement au bismuth.

Il n'a pas de régurgitations, pas de vomissements, mais il est très faible, quand il s'assied sur son lit il éprouve un étourdissement qui dure quelques secondes.

Le 6 mai, sa douleur persiste avec les mêmes caractères, les régurgitations ne se produisent pas. Le 7, quelques douleurs abdominales et épigastriques survenant irrégulièrement, non influencées par l'ingestion des aliments. Pas de vomissements ni de régurgitations, le malade est constipé.

Le 9 mai, P. a des douleurs moins accentuées. Il prend un lavement chaque matin, les selles sont régulières.

Le 12, les douleurs reparaissent plus vives. Pas de vomissements ni de régurgitations. Le malade se sent de l'appétit, il prend chaque jour trois litres de lait et deux potages au lait.

Le 16 mai, P. entre à Laënnec dans le service de M. Delbet, pour se faire opérer.

Il est opéré le 20 mai.

L'estomac est exploré, on trouve plusieurs cicatrices d'ulcérations. Une anse jéjunale est anastomosée à la face postérieure de l'estomac, par le procédé habituel. On résèque une petite bande d'estomac au niveau des cicatrices.

Après l'opération, dans l'après-midi, cinq gros vomissements.
Le malade continue à vomir la nuit, il meurt le lendemain.
Pas d'autopsie.

Observation 14.

Le nommé M. âgé de 66 ans, employé de magasin, entre à l'hôpital de la Pitié, dans le service du Dr Lion, le 14 mai 1908.

Le malade raconte que sa femme est morte il y a deux ans, d'une tumeur au foie.

M. n'a jamais rien ressenti du côté de l'estomac jusqu'à il y a deux ans. Vers cette époque le malade a commencé à souffrir. Les douleurs qu'il ressentait au niveau de l'ombilic s'irradiaient vers la colonne lombaire, apparaissant à des intervalles variables que le malade ne sait préciser.

Quand ces crises apparaissaient c'était généralement 2 à 3 heures après le repas, quelquefois la douleur était apaisée par l'ingestion d'aliments. D'autres fois, au contraire, quand le malade mangeait, la douleur était ravivée.

Depuis un an, les douleurs sont devenues presque continues et les vomissements sont apparus avec une fréquence de plus en plus grande.

M. qui avait cessé son métier d'employé de magasin, vivait péniblement en faisant le commissionnaire, il a dû renoncer à ce travail depuis un mois environ. Il est fumeur et avale la fumée, il était de plus buveur.

Actuellement le malade à son réveil se sent bien. Il prend un petit déjeuner et la matinée est bonne. Au deuxième déjeuner depuis longtemps il mange peu, sans appétit. Il a de la répulsion pour les aliments en général. Il prend surtout des potages, du macaroni, du riz. Dans l'après-midi il éprouve peu de douleurs. Le plus souvent ce sont 2 à 3 heures après son repas des sensations de torsion. Le soir un léger repas et il se couche. Régulièrement les nuits sont mauvaises, et il est maintenu éveillé par une douleur violente jusqu'à une heure du matin environ. A ce moment il vomit des glaires ou des aliments, et il se trouve soulagé.

Il n'a jamais vomi de sang. Il a eu la diarrhée par période. Il ne s'est jamais aperçu que ses selles fussent noires.

L'amaigrissement est considérable. Le malade pesait 75 kilogs, depuis deux ans il est tombé à 54. Les arcades zygomatiques sont saillantes, les fosses temporales et zygomatiques excavées. Les membres sont très amaigris et la peau en est trop large.

Le malade présente un molluscum au bord inférieur de la paupière droite, un autre au niveau du rebord des fausses côtes droites, à la partie la plus externe des fausses-côtes gauches dans les aisselles. Il a de très nombreux nævi sur le tronc et sur l'abdomen. La peau est un peu bronzée au niveau du visage. On constate dans les aines des ganglions multiples.

Il n'a plus de dents à la mâchoire supérieure. Les petites molaires, une incisive à la mâchoire inférieure persistent seules.

La langue est blanche dans toute son étendue, un peu sèche, le malade avale facilement. A l'inspection le creux épigastrique est déprimé au-dessous du rebord costal qui fait saillie. Le ventre paraît plat dans son ensemble.

On obtient un bruit de clapotage qui se produit à deux travers de doigts, au-dessous de l'ombilic. Ce clapotage est à petites bulles et à cause de son étendue, quatre travers de doigts de chaque côté de l'ombilic, on pense qu'il se passe dans l'intestin.

On retire de l'estomac 40 à 50 ^{cm3} d'un liquide verdâtre muqueux, sans résidu alimentaire appréciable.

On pratique l'insufflation et l'estomac se dessine sous les fausses côtes gauches à l'épigastre et descend à un travers de doigt au-dessus de l'ombilic et sous les fausses côtes droites, jusqu'à quatre travers de doigts à droite de la ligne médiane. Il est bientôt le siège de mouvements péristaltiques intenses. On voit la partie gauche se contracter violemment, former une onde qui s'étend jusqu'à la ligne médiane, puis au-delà, tandis que la partie gauche s'affaisse graduellement. Malgré l'insufflation, la zone de sonorité stomacale au niveau de l'espace de Traube est un peu marquée.

La rate n'est pas grosse. Le foie ne déborde pas les fausses côtes. Sa limite supérieure est au troisième espace intercostal (12 cent. de matité). Du côté de l'intestin on produit seulement le bruit de clapotage.

Le malade a eu de la diarrhée avant son entrée à l'hôpital, depuis elle a cessé.

Le pouls est petit, dépressible. Fréquence 46.

On ne voit ni ne sent la pointe du cœur. Ce dernier n'est pas dilaté. Les bruits sont sourds, faibles. Pas de souffles.

Le malade tousse un peu, à l'auscultation on entend quelques râles sibilants.

Le malade élimine 17 grammes d'urée en vingt-quatre heures.

Analyse du suc gastrique. — Le liquide gastrique extrait à jeun est abondant (289^{cm3}). Il se présente sous la forme d'une véritable bouillie alimentaire dans laquelle on voit de nombreux débris de pain et de macaroni. Le liquide dégage une odeur aigrelette. Le microscope montre de nombreuses levures disposées en chapelet, des grains d'amidon, des fibres végétales et musculaires.

Examen chimique 1° *à jeun* :

$$A = 0.357 \qquad T = 0.525$$
$$H = 0.153 \qquad F = 0.182$$
$$C = 0.190 \qquad \alpha = 1.06$$
$$H + C = 0.343 \qquad \frac{T}{F} = 2.88$$

après repas d'épreuve

$$A = 0.255 \qquad T = 8.394$$
$$H = 0.081 \qquad F = 0.110$$
$$C = 0.197 \qquad \alpha = 0.88$$
$$H + C = 0.278 \qquad \frac{T}{F} = 3.30$$

Pas d'acide lactique.

Le 19 mai, un lavage d'estomac ramène des résidus alimentaires.

Le 21 mai, de même.

Le 2 juin, le malade entre dans le service de M. Delbet pour y être opéré.

Le 12 *juin*, on pratique la laparotomie, à l'exploration on trouve sur l'estomac une cicatrice d'ulcère. La gastro-entérostomie postérieure transmesocolique avec fixation de la brèche mesocolique du pourtour de l'anse jéjunale est pratiquée.

Après l'opération, on donne au malade des lavements d'eau bouillie; on lui fait une injection sous-cutanée de caféine et d'huile camphrée.

Le lendemain on ventouse le malade, on lui applique des sinapismes.

Le surlendemain il est encore ventousé, on lui continue les sinapismes et les injections. Le soir, à cinq heures et demi, le pouls est à 14°, la température à 38°6.

Le 15 *juin*, le malade ne va pas mieux.

Le 20 *juin*, on ajoute au traitement des frictions alcoolisées. Après une nuit assez calme, le malade meurt le 21, à huit heures et demie.

Pas d'autopsie.

Observation 15

Le nommé B..., âgé de 65 ans, entre le 4 janvier 1909, à Necker, dans le service de M. Gosset. Il se plaint de douleurs d'estomac et de vomissements persistants apparus il y a un mois.

Il y a quatre ans environ pour la première fois, B... ressentit plusieurs heures après le repas une douleur assez vive et diffuse dans l'abdomen. Mais à cette époque il ne vomissait pas et l'état général était bon.

Au bout de quelques semaines ces douleurs cessèrent.

Depuis, à des intervalles de temps variables, cette gêne douloureuse est réapparue.

En 1907, en particulier, des douleurs plus vives l'amenèrent à consulter un médecin.

Durant l'été dernier, des vomissements apparurent pour la première fois. Ces vomissements survenaient plus ou moins tard après les repas. Tantôt trois heures après, tantôt et le plus souvent au milieu de la nuit. Ces vomissements étaient précédés d'une recrudescence des douleurs mais non de nausées. Ils contenaient les aliments ingérés au dernier repas, ne présentaient pas d'odeur particulière et ne contenaient pas de sang.

Au bout d'un mois et demi ces accidents cessèrent.

En décembre 1908, les vomissements réapparurent plus abondants, mais présentant les mêmes caractères. Les douleurs étaient, par contre, moins marquées que l'été dernier et que quatre ans auparavant. Ce sont ces vomissements seuls qui le déterminent à entrer à l'hôpital.

L'état général du malade est, en effet, assez satisfaisant, Il n'a pas sensiblement maigri et ses forces sont conservées. Il se sent en mesure de travailler.

Depuis le début de sa dernière crise de vomissements, le malade est ordinairement constipé. La constipation est cependant traversé. par des crises de diarrhée légère.

B... n'a jamais eu de maladie, dit-il, sauf une blennorrhagie guérie Il est éthylique.

A l'examen on trouve l'abdomen très saillant, une voussûre épigastrique très marquée.

Aucune tumeur appréciable n'est décelée par la palpation profonde de l'abdomen. Pas de défense musculaire, pas de douleur.

Le matin à jeun, le malade présente des signes assez nets de dilatation gastrique avec stase.

Quand on percute la sonorité gastrique descend jusqu'au niveau de l'ombilic. La sonorité de l'espace de Traube est conservée.

On constate du clapotage péri-ombilical, surtout à droite de l'abdomen.

La moindre excitation à ce niveau est suivie de l'apparition d'ondes péristaltiques dirigées de gauche à droite.

Le foie est hypertrophié et déborde de 6^{cm} le rebord costal. Il n'est pas douloureux à la palpation.

La rate n'est pas hypertrophiée. Les urines ne renferment ni sucre, ni albumine.

Le liquide gastrique est examiné. A jeun, il est abondant, on en retire 302^{cm3}. Il se présente sous la forme d'une véritable bouillie alimentaire, dans laquelle on remarque de nombreux aliments reconnaissables à l'œil nu (biscuits, oranges, etc).

Au microscope, on voit de nombreuses fibres musculaires et végétales, de nombreux grains d'amidon, des levures.

Examen chimique du liquide gastrique à jeun :

$$A = 0.219 \qquad T = 0.474$$
$$H = 0.161 \qquad F = 0.248$$
$$C = 0.065 \qquad \alpha = 0.89$$
$$H + C = 0.226 \qquad \frac{T}{F} = 1.91$$

Les peptones sont abondantes et la réaction de l'acide acétique est nette.

$$\Delta = 0°51$$

Après repas d'épreuve, on retire un liquide assez bien émulsionné, peu coloré, qui filtre normalement.

$$A = 0.175 \qquad F = 0.153$$
$$H = 0.022 \qquad \alpha = 0.95$$
$$C = 0.160 \qquad \frac{T}{F} = 2.12$$
$$H + C = 0.182$$
$$T = 0.335$$

Peptones assez abondantes. Réaction acitique nette.
Concentration 0.06272.

$$\Delta = 0,60$$

On conclut de cet examen chimique à une sténose du pylore par ulcère gastrique.

Le 12 mars, le malade est opéré par M. le P' Delbet On trouve un estomac distendu.

Pas de tumeur ni d'adhérence au niveau du pylore sténosé.

On pratique la gastro-entérostomie par le procédé décrit.

Les fils sont enlevés le 22 mars.

Le malade sort le 20 mars, il n'a plus aucun trouble digestif.

Il présente un léger œdème au niveau de la malléole interne à gauche comme à droite.

Le malade, revu en juin 1909, continue à ne présenter aucun trouble gastrique. Il mange de tout, dit-il, et sans inconvénient.

Observation 16

Le nommé M..., âgé de 51 ans entre à Necker dans le service de M. le P᷷ Delbet le 16 mars 1909.

Il y a 12 ans, M... a eu des vomissements brunâtres de goût aigre et qui survenaient 2 à 5 heures après le repas. Il éprouvait des douleurs assez vives apparaissant 10 minutes ou une 1/2 heure après les repas, douleurs localisées au niveau de l'épigastre sans irradiation en arrière vers l'abdomen ou l'épaule. Il n'y avait pas de constipation, l'appétit était conservé mais cependant irrégulier.

Jusqu'en 1900 le malade présenta ainsi des crises qui duraient 4 ou 5 mois, puis tous les phénomènes disparaissaient pour un temps.

En 1904, vers le mois de juillet, le malade est repris de vomissements, de douleurs auxquels s'ajoutent une diarrhée intense (le malade va à la selles 5 ou 8 fois par jour), les matières sont jaunes. En août la diarrhée disparaît, mais les douleurs et les vomissements persistent. L'appétit diminue.

Ces phénomènes s'amendent encore et Mo..., passe une période de 18 mois où il se sent mieux ; les vomissements semblent disparaître. Au mois d'août suivant la diarrhée réapparaît ainsi que des vomissements noirâtres et des douleurs. Après, le malade dit avoir présenté des crises de diarrhée et de douleurs durant quelques jours chaque mois, avec des vomissements moins fréquents mais plus abondants.

En mai dernier, on note une série de vomissements aqueux, survenant le matin, à l'heure actuelle dès que le malade mange il souffre ; il ne supporte guère que le lait. La douleur est toujours localisée à l'épigastre.

Des vomissements abondants surviennent 1/4 d'heure à une 1/2 heure après les repas. Ces vomissements sont irréguliers : le malade vomit tous les jours, puis peut rester 15 jours sans présenter de vomissements. La douleur cesse après les vomissements et parfois le malade se fait vomir. Ces vomissements sont blanchâtrès chargés de mucosités et le malade y remarque des aliments ingérés depuis quelques jours.

Mo... a un dégoût pour la viande et les graisses, à l'examen du malade on constate qu'il est très amaigri. On note une voûssure au milieu de l'épigastre. A la palpation on constate que l'estomac est augmenté de volume, le malade étant à jeun on obtient du clapotement gastrique. Cette palpation au niveau de l'épigastre est douloureuse. La succussion donne un bruit de flot.

La percussion montre que l'estomac descend au-dessous de l'ombilic.

Depuis son entrée à l'hôpital le malade ne vomit plus.

Mo..., est opéré le 19 mars. Après incision de la paroi, l'estomac dilaté fait hernie dans la plaie. On explore le pylore où il y a une *cicatrice d'ulcère* blanche, épaisse, avec quelques adhérences prépyloriques. L'estomac est rejeté en haut avec le côlon transverse ; on effondre le mésocôlon transverse, mais on trouve le mésocôlon adhérent à la face postérieure de l'estomac. Il y a à ce niveau une cicatrice d'ulcère. On suture la brèche mésocolique et on se porte plus à gauche. A ce niveau l'arrière cavité des épiploons est libre. On pratique la gastro-entérostomie par le procédé décrit.

Les jours suivants le malade ne présente pas de vomissements. La température s'élève le lendemain et le surlendemain jusqu'à 38° pour revenir à la normale le 5° jour.

Les fils sont enlevés le 29 mars.

Le malade qui a de l'emphysème se fait en toussant un éventration. On remet des fils d'argent le 30 mars. Ces fils sont enlevés le 15 avril. Le malade très amélioré sort de l'hôpital le 4 mai 1909.

A peine rentré chez lui, Mo..., présente des phénomènes d'occlusion intestinale par hernie étranglée, il est transporté d'urgence à Saint-Antoine et opéré dans le service du D' Lejais il sort de l'hôpital et rentre chez lui. Actuellement (juin 1909). Il va bien, mange de tout et a repris des forces et du poids ; il va en convalescence à la campagne.

Observation 17.

Le nommé V..., âgé de 35 ans, journalier, entre dans le service de M. le Pr Delbet, le 18 mai 1909.

Dans ses antécédents on trouve la typhoïde à l'âge de 22 ans. En 1907, au mois de septembre, le malade commence à ressentir des troubles gastriques. Jusque là il digérait parfaitement. Depuis il a une sensation de pesanteur de plus en plus marquée après le repas et l'appétit diminue.

Les douleurs devenant de plus en plus vives et de plus en plus fréquentes, le malade ne se sent plus bien qu'au réveil.

Il a parfois quelques renvois, jamais de pituites acides. Le malade évite de manger du pain ou de la viande, il restreint son alimentation, mange surtout des purées et des légumes.

La douleur survient 1 h. 1/2 après le repas, très vive, donnant la sensation de brûlure et de torsion à l'épigastre et s'accompagnant d'hyperesthésie cutanée. Cette douleur se calmait momentanément par l'ingestion des aliments.

Le malade qui se couchait à 8 h. 1/2 était réveillé par des douleurs et des cauchemars. A cette époque il ne vomissait pas.

Les vomissements ne sont apparus qu'au mois de novembre. Parfois pendant un ou deux jours, le malade n'avait que des nausées.

D'autres fois il vomissait après le repas de midi et celui du soir. Il rendait tout ce qu'il avait mangé avec de la bile.

En janvier 1908, Vi... s'aperçoit qu'il rend des aliments qu'il a avalés plus de 12 heures auparavant, en même temps ces vomissements deviennent moins fréquents et plus abondants. De plus les douleurs que le malade éprouve toujours aussi vives, deviennent plus tenaces, moins soulagées par les vomissements que le malade a spontanément ou peut provoquer.

On ne note jamais d'hémathémèse ni de melæna. La constipation est opiniâtre.

L'appétit est presque nul : le malade pendant les 5 premiers mois a perdu 15 kilogrammes.

Très faible, souffrant toujours, vomissant, ne travaillant plus depuis longtemps, le malade se décide à entrer à Necker. Il est reçu en médecine, puis passe dans le service de M. Gosset.

On examine son chimisme gastrique.

A jeun on retire de l'estomac 93 $^{cm^3}$ se présentant sous la forme d'une véritable bouillie alimentaire dans laquelle on remarque de nombreux résidus reconnaissables à l'œil nu.

Au microscope on trouve de nombreuses sarcines de fibres musculaires et végétales, des graines d'amidon, des levures.

$$A = 0.284 \qquad T = 0.503$$
$$H = 0.109 \qquad F = 0.226$$
$$C = 0.168 \qquad \alpha = 1.04$$
$$H+C = 0.277 \qquad \frac{T}{F} = 2.22$$

Concentration 0.01824.

Hyperchlorhydrie de rétention. Fermentation acétique.

Après repas d'épreuve on retire un liquide abondant, mal émulsionné, peu coloré, qui filtre rapidement.

$$A \quad (0.189) = 0.270 \qquad T \quad (0.321) = 0.408$$
$$H \quad (0.044) = 0.124 \qquad F \quad (0.109) = 0.138$$
$$C \quad (0.168) = 0.146 \qquad \alpha \quad (0.86) = 1$$
$$H+C \quad (0.212) = 0.270 \qquad \frac{T}{F} \quad (3) = 2.95$$

Grande hyperchlorhydrie d'emblée avec fermentation acétique.

En résumé chimisme d'ulcère.

Le 16 avril 1908, le malade est opéré par le Dr Gosset. On tombe sur la face antérieure de l'estomac adhérente sur toute son étendue. On libère péniblement les adhérences et l'on découvre un abcès à trajet oblique en bas et vers la gauche, contenant du pus ancien. Cet abcès est situé derrière la paroi en avant de l'estomac; il conduit sur un point de l'estomac très induré situé sur la grande courbure. Il y a une perforation amorcée.

L'épiploon est suturé à la face antérieure de l'estomac. Le pylore est normal, on referme la paroi.

Après l'opération, le malade n'éprouve aucune amélioration. Il reste dans le service de M. Gosset avec un régime de lait, potage, œufs, purées.

On lui fait des lavages d'estomac tous les deux jours. Le malade avait toujours ses douleurs soulagées par les lavages : il vomissait toujours.

Le malade était morphinomane.

M. Delbet ayant repris le service de clinique chirurgicale, envoie le malade à la Pitié dans le service de M. Lion.

Le malade examiné à ce moment est très amaigri, sa langue est saburrale.

Sur le ventre, on constate des ondulations péristaltiques. La palpation pratiquée à jeun, détermine un clapotage très marqué qui s'arrête à un travers de doigt environ au-dessus de l'ombilic. La succession détermine un bruit de flot. La percussion montre un estomac distendu transversalement avec zône de sonorité supérieure très augmentée.

L'intestin contient des matières.

Le foie a une matité d'environ 9 cent. sur la ligne mamelonnaire.

Les muscles de la main sont très atrophiés.

Le 15 mai 1909 après repas d'épreuve, on analyse le suc gastrique.

$$A = 0.116 \qquad T = 0.284$$
$$H = 0.022 \qquad F = 0.153$$
$$C = 0.109 \qquad \alpha = 0.86$$
$$H + C = 0.131 \qquad \frac{T}{F} = 1.85$$

Concentration 0.04572.

Pas de sang dans les fèces.

Le malade prend de la morphine tous les jours. Il a chaque jour des pansements au bismuth. Il revient le 18 mai 1909, salle Malgaigne, à Necker pour être opéré.

Vi... est opéré le 25 mai

On pratique la gastro-entérostomie par le procédé décrit.

Le lendemain 26, la langue est un peu sèche.

Le malade a continuellement le hoquet.

La température monte le matin à 39°4. Le malade est ventousé Le soir la température s'élève encore et atteint 40°4.

Le malade souffre dans la nuit : le lendemain matin il meurt.

L'autopsie est pratiquée le lendemain matin de la mort.

Autopsie. — A l'ouverture du ventre on trouve un estomac très distendu, et on s'aperçoit qu'il s'agit d'une occlusion duodénale par pression des vaisseaux mésentériques supérieurs. Au-dessus de la racine du mésentère, le duodéuum est très distendu ; il a un dia-mètre de 6 centimètres et d'autre part cette portion se trouve par le fait de sa distention extrêmement abaissée, et se rapproche de la fosse iliaque droite beaucoup plus que normalement, de telle façon que la partie prémésentérique de la 1re portion duodénale est très oblique en haut et à gauche. Au contraire au dessous de la racine du mésentère, le duodénum n'a plus que 2 cent. 5 de diamètre et la partie post-mésentérique de la 3e portion duodénale est horizon-tale, elle fait donc avec la partie mésentérique un angle obtus ouvert en bas. Pour conserver les rapports normaux et le calibre normal de ces différents segments entre eux et avec le mésentère, on essaye d'enlever en bloc tous les viscères de la région épigastrique d'abord liés, c'est-à-dire renfermant encore la totalité de leur contenu. Mais l'estomac très friable se rompt pendant ces manœuvres, et le liquide qui le dilatait ainsi que la partie prémésentérique du duo-dénum s'échappe à l'extérieur.

On constate un gros caillot extrêmement dur dans la veine mésen-térique supérieure, et on attribue l'occlusion duodénale à la pres-sion exercée sur lui par le mésentère rigide.

Quant à ce qui est de la bouche gastro-jéjunale elle a parfaite-ment tenu ; elle porte exactement au niveau de l'angle duodéno-jéjunal (ce qui tient) elle siège à la partie tout à fait postérieure du mésocolon tranverse.

Sur l'estomac elle est très déclive.

La mort semble due particulièrement aux lésions pulmonaires observées : congestion des deux bases, exsudat muco-purulent dans les bronches de calibre moyen qui expliquent la température du malade (40°5).

CONCLUSIONS

1° Ce travail contient la description d'un point de technique nouveau emprunté à la pratique du Pr Delbet : la
suture de la brèche mésocolique au pourtour de l'anse
jéjunale comme dernier temps d'une gastro-entérostomie
postérieure transmésocolique.

2° Avec ce procédé de suture qui commence tout à fait
à l'origine du jéjunum, il n'existe pas d'orifice entre le
mésocolon transverse et l'anse afférente, d'où pas de pos-
sibilité d'occlusion par engagement d'une anse intestinale
par cet orifice.

3° La suture de la brèche mésocolique au jéjunum
réalise une véritable exclusion des sutures qui sont repor-
tées dans l'arrière cavité des épiploons et les chances de
péritonite généralisée sont de ce fait écartées.

Dans les cas que nous rapportons nous n'avons observé
en effet ni occlusion post-opératoire, ni péritonite.

4° L'anse anastomosée se trouve suspendue par cette
suture de la brèche mésocolique au jéjunum, qui lui constitue une véritable suture d'appui.

5° Le fonctionnement de cette bouche est parfait et chez
tous les malades qui ont fait les frais de l'opération, nous
avons vu cesser les troubles gastriques.

6° La gravité opératoire est minime et même dans les cas précédés de pylorectomie, nous avons observé 3 guérisons sur 4 cas, c'est-à-dire 75 %.

Dans les cas de cancers inextirpables nous avons constaté 4 guérisons opératoires sur 6 cas, soit 66,66 %.

Dans les cas d'ulcères nous avons eu 4 guérisons sur 7 cas, soit 57,1 %.

Nous avons eu en tout 6 cas de mort sur 17 opérés, nous n'avons pu faire l'autopsie que dans 3 cas ; dans un cas il s'agissait d'une congestion pulmonaire intense ; il n'y avait pas de péritonite. Dans les 2 autres cas nous n'avons trouvé ni dans le péritoine ni dans la poitrine, de lésions pouvant expliquer la mort. Les malades sont morts par affaiblissement progressif.

7° Nous ne parlerons des résultats éloignés de cette opération, qui n'est que palliative dans les cas de cancers, que pour rappeler la cessation complète des troubles gastriques chez tous les malades qui ont guéri opératoirement.

Nous sommes donc autorisés à conclure que le procédé de gastro-entérostomie de notre maître est un excellent procédé.

BIBLIOGRAPHIE

Arnsperger. — Ueber die Indikation zur Gastro-enterostomia ante-colica. *Beitr. z. klin. Chir.* Tübingen, 1907, LVI, 255. 256.

Albert. — *Lehr. der Chir.* 3. Auf. III, page 349.

Batanoff (L.). — *Procédé transmésocolique*, Thèse de Lyon, 1900.

Bonomo (L.). — Sur la gastro-enterostomia. *Giorn. med. a. reser-cito*, 1897, LV, 1348.

Braun. — Ueber Gastro-enterostomie und gleichzechg aûs geführte Entero-anastomose. *Arch. f. klin. Chir.* 1893, XLV, 361-364.

Brenner (A.). — Zur Technik des Gastro-enterostomie. *Wien. klin. Woch.*, 1892.

Bourget et Roux (de Lausanne). — *La gastro-entérostomie* (L'Œuvre médico-chirurgicale), Paris 1902, nº 28.

Chaput (H.). — Etude sur la gastro-entérostomie : description d'un procédé inédit: gastro-entérostomie valvulaire. *Presse med.*, 1894, pp. 225-228.

Cannon (W. B.) et **Blacke (J. B.).** — Gastro-enterostomy and pyloroplasty. *Ann. of Surg.*, 1905, XLI, 686-711.

Schlumsky (V.). — Ueber die Gastro-enterostomie. *Beitrage z. klin. Chir.*, 1898, XX, 231 et 487.

Courvoisier. — *Centralblatt für Chirurgie*, 1883, nº 40.

Congrès international de chirurgie. — Bruxelles, 1905.

Delbet (P.). — Pièce expérimentale de gastro-entérostomie. *Bulletin Société de chirurgie*, 1907, 1222; 1250-1253. Discussion 1274 1280 (année 1907), 1-20 (1908).

Desfosses (P.). — *Manuel opératoire de la gastro-entérostomie postérieure transmésocolique. Procédé de von Hacker.* Thèse de Paris, 1898.

Doyen. — *Traitement des affections de l'estomac et du duodénum,* Paris 1895.

Guinard. — *Cure chirurgicale du cancer de l'estomac.* Th. de Paris, 1897-1898, n° 484.

Fergusson (A. H.). — Gastro-enterostomy. *Internat. J. of surg.,* 1904, 5 XVIII, 211-219.

Gaudemet. — *De l'intervention chirurgicale de l'ulcère non perforé de l'estomac. Procédé de Ricard et Chevrier.* Thèse de Paris, G. Steinheil, 1906.

Grollier. — *Gastro-duodénostomie.* Thèse de Lyon, 1900.

Gould (A. H.). — *The technic of operations upon the intestine and stomach.* Phil. 1906, 392 p.

Guedo y Calvo (L.). — De la gastro-enterostomia (commotivo de 3 observat.). *Siglo med.,* Madrid 1908, LV, 403-418.

Von Hacker. — *Archiv f. klin. Chir.,* 1885, t. XXXII, p. 621.

Iaboulay (M.). — De la gastro-duodénostomie, *Arch. prov. de chir.,* 1892, I, 551-554.

Jaboulay (M.). — Un bouton anastomotique tenant en place sans suture. *Arch. prov. de chir.,* 1900, IX, 600. *Gazette des hôpitaux,* 1906, 1227-1229.

Kraft (L.). — Nouveau procédé de gastro-entéro-anastomose. *Revue de gynéc. et de chir. abdom.,* 1901, V, 953-972.

Lafourcade. — De la gastro-entérostomie à suspension verticale. *La clinique.* Février 1908, p. 133-136.

Lafourcade (J.). — Une observation de chirurg. de l'estomac. Rapp. par Routier. Discuss. Guinard, Poirier, Reclus, Tuffier, Hartmann, P. Delbet, Schwartz, Broca. *Bulletin et mém. Société de chirurgie,* 1900, XXVI, 1123.

Lücke (R.). — Die verschiedenen Arten des Gastro-entero-anastomose. *Wien. klin. Woch.,* 1899, XII, 537-541.

Mayo (W. J.). — A review of 500 cases of gastro-enterostomy, gastro-duodenostomy, gastro-jejunostomy. *Ann. of Surg.,* 1905, XLII, 641-655.

Mayo. — Technic of gastro-jejunostomy. *Ann. of Surg.,* 1906, XLIII, 537-542.

Monod (Ch.). — *Bullet. de la Soc, de chirurgie de Paris.* Rapport sur un travail présenté par Roux, 10 juillet 1889, XV, 572.

Monod et Vanverts. — *Procédés de technique opératoire,* 2ᵉ édition, 1908,

Mattoli Aristide. — *La gastro-entérostomie en Italie.* Rome, 1903.

Monprofit. — *La gastro-entérostomie,* vol. 376 pages, Paris, 1903.

Monprofit. — Chirurgie de l'estomac : 350 cas de gastro-entérostomie, étude sur 90 opérations en Y ant. *Anjou médical,* Angers, 1907, XIV, p. 201, p. 229, p. 257.

Murphy (J. B.). — Cholecysto-intestinal, gastro-intestinal, entero-intestinal, anastomoses and approximation without sutures. *Med. Record,* 1892, XLII, 605-676.

Nicoladoni. — In *Biog. med. de Hirsu.*

Paterson. — *Gastric Surgery.* Londres, 1906, 189 p.

Pauchet (V.). — Technique du bouton de Murphy dans quelques opérations gastro-intestinales. *Arch. prov. de chir.,* 1906, XV, 52-58

Poussin (O.). — *De la gastro-entérostomie en Y,* Thèse de Paris, 1908.

Pozzi. — *Société de chirurgie de Paris,* 17 juillet, 1889.

Ricard (A) et Chevrier. — De la gastro-entérostomie ; note sur un point particulier de sa technique. *Gaz. des Hôpitaux,* 1905, LXXVIII, 99-103 (15 fig.).

Rigollot-Simonot. — *L'occlusion intestinale après la gastro-entérostomie et sa prophylaxie. Étude critique des procédés de gastro-entérostomie.* Thèse de Paris, 1907-1908, nᵒ 85.

Rockwitz (C.). — Die Gastro-enterostomie an der Strassburger chirurgischen Klinik. *Deutsche Zeitschr. f. Chir.,* 1887, XXV, 502-504.

Roux (de Lausanne). — De la gastro-entérostomie, étude basée sur les opérations pratiquées du 21 juin 1888 au 1ᵉʳ septembre 1897, I, 67.

Roy (P. E.). *Procédé de Souligoux.* Thèse de Nancy, 1899.

Rutkowski. (M.). — Zur Technik des Gastro-enterostomie. *Cent. f. Chir.,* 1899, XXVI, 1057.

Schnitzler (S.). Zur Gastro-duodenostomia lateralis. *Cent. f. Chir.*, 1903, XXX, 287.

Société de chirurgie. Discussion de la gastro-entérostomie. Picqué, Walther, Monod, Reynier, Chaput, Quénu, *Bull. et mémoire de la Soc. de chirurg.*, 1898, XX, 231 et 487.

Terrier (F.). et **Marcel Baudouin.** — *La suture intestinale.*

Terrier (F.). — De la gastro-entérostomie postérieure. *Revue de chirurgie*, 1902, XXV, p. 364-410.

Terrier et **Hartmann.** — *Chirurgie de l'estomac.* Paris, G. Steinheil, 1899, p. 83.

Trognon. — *La gastro-entérostomie en France, ses résultats.* Thèse de Paris, 1892-1893, 135 p.

Tuffier. — *Chirurgie de l'estomac.* Paris, 1907.

Villard. — De la gastro-entérostomie sous-pylorique. *Revue de chirurgie*, 1900, XXII, 496-520.

Vincent (F.). — De la valeur de la gastro-entérostomie dans les maladies de l'estomac. *Bull. et mém. de l'Algérie*, Alger, 1908, XIX, 109-114.

White (S.). — Gastro-duodénostomy as a substitue for gastro-jejunostomy. *Brit. med. J.*, 1905, II, 860-863.

Wilhelm. — *De la gastro-entérostomie* Thèse de Nancy, 1893, 363 p.

Wölfer (A.). — Gastro-enterostomia. *Centralblatt. für Chir.* Leipzig, 1881, VIII, 705-708.

TABLE DES MATIÈRES

Le Mans. — Imprimerie Monnoyer

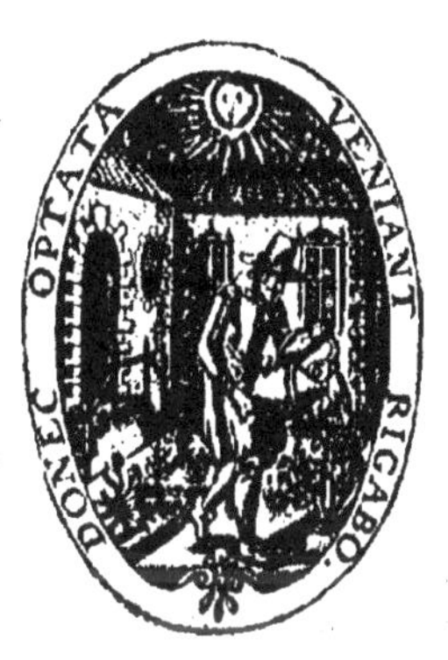

DONEC OPTATA VENIANT RIGABO.

9 782013 547192